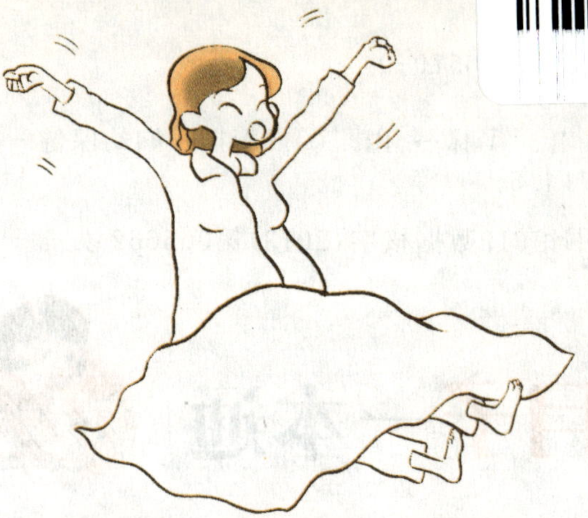

科学坐月子一本通

林艺淇◎主编

吉林出版集团
吉林科学技术出版社

图书在版编目（CIP）数据

科学坐月子一本通 / 林艺淇主编. -- 长春 : 吉林科学技术出版社，2013.4

ISBN 978-7-5384-6570-9

Ⅰ. ①科… Ⅱ. ①林… Ⅲ. ①产褥期－妇幼保健－基本知识 Ⅳ. ①R714.6

中国版本图书馆CIP数据核字(2013)第065662号

科学坐月子一本通

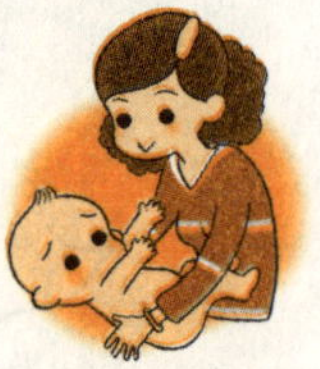

主　　编　林艺淇
出 版 人　李　梁
责任编辑　许晶刚　王　皓
封面设计　长春市一行平面设计有限公司
内文设计　欢唱图文制作室　吴风泽
开　　本　720mm×990mm　1/16
字　　数　300千字
印　　张　15
印　　数　1-7000册
版　　次　2013年5月第1版
印　　次　2013年5月第1次印刷

出　　版　吉林出版集团
　　　　　吉林科学技术出版社
发　　行　吉林科学技术出版社
地　　址　长春市人民大街4646号
邮　　编　130021
发行部电话/传真　0431-85677817　85635177　85651759
　　　　　　　　　85651628　85600611　85670016
储运部电话　0431-84612872
编辑部电话　0431-85635186
网　　址　www.jlstp.net
印　　刷　长春新华印刷集团有限公司

书　　号　ISBN 978-7-5384-6570-9
定　　价　19.90元
如有印装质量问题　可寄出版社调换

前言

本书按照分娩坐月子的时间顺序，先后讲述了产前准备、宫缩、分娩的最佳时机和上产床之前的身心准备，以及宝宝的出生过程，按照产后的时间系统地介绍新妈妈和宝宝可能发生的情况以及注意事项，全面地介绍月子期的产后调理、体形恢复、饮食营养、月子病防治等与新妈妈息息相关的内容，是新妈妈的实用宝典。

希望这本书能够伴随新妈妈安全、顺利地度过分娩期和月子期，也衷心地祝愿您的宝宝能健康成长！

目录 contents

目录 contents

第三章 月子里新妈妈的身体变化

目录 contents

第2节
剖宫产后的护理 91

第3节
月子里的日常护理 ..102

目录 contents

目录 contents

目录 contents

第六章
月子里的食补

第七章 产后变美丽黄金法则

目录 contents

目录 contents

目录 contents

目录 contents

第一章

临产前的知识准备

XEXUEZUOYUEZIYIBENTON

第1节 临产前的知识准备

如何推算预产期

确定怀孕后，夫妻双方都急切地希望知道小宝宝将在何年何月何日出世，也就是推算宝宝的预产期。一般来说，女性的怀孕期一般为280天左右。那么该如何推算预产期呢？

根据末次月经计算

此种方法最常用且最简便，如果孕妈妈的月经周期很有规律，就可以用公式计算，从末次月经第一天算起，月份加9或减3，日数加7。若按农历计算，其月份也应该是加9或减3，日期应加15。

例如末次月经第一日为2011年5月20日，预产期应为2012年2月27日；如果末次月经第一日为农历2011年4月24日，预产期应为农历2012年2月8日。

每3周来1次月经的女性，其妊娠期限应为280天-1周=39周
每4周来1次月经的女性，其妊娠期限应为280天=40周
每5周来1次月经的女性，其妊娠期限应为280天+1周=41周

按早孕反应出现的日期计算

有的女性月经周期不规律，或忘记了末次月经日期，或产后、流产后月经尚未来潮又怀孕了。只要记得恶心呕吐等早孕反应出现的时间，也可以推算预产期。因为一般早孕反应出现在怀孕6周左右，故计算公式为：

预产期＝早孕反应出现日期＋34周

按B超检查结果计算

B超下测胎囊、胎儿坐高、胎头双顶径或胎儿股骨长度的径线，用测得的数值对照正常值表，可知相当的孕周，在此日期上加40周的得数为预产期。

按引起妊娠的性交日期

从性交日期算起第266天，即为分娩的预定日期。

按出现胎动的日期计算

初孕妈妈胎动大约于第18孕周出现，经孕妈妈因为有了经验，会比初孕妈妈提前两周，即在16周末已能感觉胎动。故计算公式为：

初孕妈妈预产期＝胎动出现日期＋22周
经孕妈妈预产期＝胎动出现日期＋24周

通过以上方法，孕妈妈可以自行推算获知宝宝出生的日期。

另外，如果孕妈妈既记不清末次月经时间，又无早孕反应，且还未感知胎动，可由医生通过B超及子宫底高度协助推测预产期。

按子宫底高度计算

用测得的子宫底高度数值对照正常值表，可知相当的孕周，在此日期上加40周的得数为预产期。

一般情况下，实际的分娩日期与推算的预产期可以相差1～2周。计算好了自己的预产期，就要对自己正常分娩时期内，每个阶段的变化做好心理准备，孕妈妈可以制作一个“正常分娩期的日程表”，在上面画上哪周、哪天自己应该注意什么，这些天胎儿和自己的身体会发生什么变化，“我”应该做些什么，等等。并且很多细心的孕妈妈会把自己的妊娠过程以日记的形式记录下来，闲下来的时候翻一翻，或是等宝宝长大后给他看，会很有成就感。

分娩前如何选择医院

从怀孕开始到分娩，最好一直定期去一家医院检查。在哪个医院生宝宝也尽量在这个时期就做好决定。

看口碑

医生的水平如何，这一点对于外行人来说是很难判断的。可以先收集一下有关信息，再做出选择。

比如可以听听自己的同事或亲戚当中已经做了妈妈的人或护士的介绍。

除了对医生的了解外，还要认真地了解一下该医院是否有单人的产房，以及配餐费用等详细情况。如果是高危孕妈妈还要了解是否可以提前入院待产。

母婴分室还是母婴同室

如果是母婴分室，宝宝会被放在清洁整齐、温度和湿度适宜的新生儿室，妈妈产后能得到充分的休息。

但缺点是，妈妈还没来得及知道宝宝的状况以及带宝宝的方法，就出院了。

如果是母婴同室，虽然妈妈有时休息不好，但是妈妈可以和宝宝保持亲密接触，让自己的爱心陪伴着小宝宝健康成长。

是否指导母乳喂食

母乳含有宝宝生长发育需要的各种成分，包括水分、蛋白质、脂肪、碳水化合物、矿物质、维生素等。倡导母乳喂食的医院，护士和医生会积极鼓励新妈妈母乳喂食，并及时给予指导，教新妈妈哺乳的方法和乳房按摩方法等。

离家的远近

即使是口碑再好的医院，如果离家太远，也会给家人的照顾带来困难。分娩中如何到达医院，以及住院的有关事宜，也是要考虑的问题，所以最好能选离家比较近的医院。

能否选择分娩方法

正常的分娩方法中有不用任何药物的自然分娩和进行麻醉的无痛分娩。

一般来说，选择分娩医院的时候，也会同时选择分娩方法。尽可能在决定分娩方法以后再选择医院。

是否有相关的新生儿服务

看分娩的全过程医院是否可以提供胎儿监控。在宝宝出生后，医院是否可以提供新生宝宝游泳和按摩，抚触等服务；针对新生儿的检查制度是否完善。

专业医院和综合医院哪个更好

不同的医院各有所长，要根据自己的实际情况慎重选择。

妇幼保健院更专业

专业妇幼保健院的医生面对的就诊群体相对比较单一，就诊群体大多数是孕妈妈。配置的产科医疗器械比大型的综合医院更加齐全。如孕期的B超检查、唐氏综合征筛查，妇幼保健院在设备和专业能力方面无疑会比综合性医院的产科更全面。

专业妇幼保健院的产科医生每天面对的就是孕期→产期→出院这一循环过程，技术实力相对较高，医护人员的操作经验更为熟练。并且妇幼保健院的产科病房通常比综合医院的产科病房多，由于是专业的产科医院，孕妈妈所得到的饮食和护理照料往往会更适宜。

宝宝出生后，可以在妇幼保健院接受按摩抚触，有条件的妇幼保健院还为宝宝专门提供游泳服务。所以，如果孕妈妈在孕期一切状况良好，则可以选择妇幼保健院。

综合性医院的优势

现在许多大型的综合性医院科室齐全，各科专业人员技术水平高，对于那些容易出现异常并发症的孕妈妈来说，一旦出现并发症，可以及时地在综合性医院各门诊科室得到会诊和及时处理。如果孕妈妈在怀孕时伴有异常或出现严重的并发症，可以考虑选择大型的综合性医院。

预产期到了非得立即分娩吗

胎儿的生长发育除体重达到标准以外，还要求各个器官的功能发育达到一定程度的成熟，胎儿一旦分娩，独立于母体外生活，就必须要有完整的呼吸功能、消化功能、排泄功能等。

同时孕妈妈的产道为分娩准备也随之达到了成熟，俗话说“瓜熟蒂落”，此时分娩的胎儿成熟、健康，孕妈妈体内各器官的功能，尤其是生殖器官达到最佳状态，就会减少因分娩而带来的不良影响。

计算预产期的目的：一是为了避免早产儿的出生；二是为了让接近预产期的孕妈妈及家庭在分娩前有所准备；三是加强妊娠晚期监护，如发现异常可以及时采取有效措施，挽救胎儿生命；四是对有妊娠并发症的孕妈妈，在自身相对安全的情况下，适当延长妊娠时间，以使胎儿更趋成熟。

那么到了预产期一定要及时分娩吗？过了预产期有危害吗？目前预产期的计算，是按照末次月经的第一天，且平时月经周期规则、排卵日期准确，方可在估计的预产期分娩。

但对于大部分孕妈妈来说，由于自然受孕，无法确定自己的排卵时间，无法推算出预计分娩时间。所以有时按末次月经计算出来的预产期，并非是真正意义上的预产期。

统计发现，在一般人群中只有5%的孕妈妈是正好在预产期当天自然临产分娩的，60%以上的孕妈妈在预产期前后5天内分娩。对比她们的胎儿情况，发现在预产期前后两周，胎儿的存活能力最强。但要是推迟14天，达到临床所谓过期妊娠时，部分孕妈妈的胎盘会出现老化、胎儿会出现缺氧窒息，对胎儿危害较大。因此，在妊娠晚期必须加强监护，及时发现异常并终止妊娠。

当你已经到了预产期或过了预产期，还没出现分娩征兆，你需要注意以下几点：

你需要继续进行每周一次产检。并把你在孕早期的检查（如B超、妊娠试验等）及胎动出现的时间、结果告诉医生，让医生给你再次核对怀孕周期
自己不要过于紧张。研究发现，即使怀孕周期准确，预产期后两周内分娩对母婴影响不大，这段时间你需要注意胎动情况。因为胎动监护是妊娠晚期最好的自我监护手段，能反映宫内胎儿生存情况，一旦胎动每小时少于3次或在12小时内少于两次，胎动减弱或自觉一段时间没有胎动，则需要马上到医院作进一步检查，医生会根据情况决定分娩时机
加强产前检查，缩短检查间隔时间，随时与检查医生取得联系，并告知宫内胎动情况，同时B超随访羊水量。如果无异常，可在密切监护下妊娠

总之，到了预产期不要过分紧张，但应该重视胎动的变化。

预祝所有的孕妈妈都能平安顺利地走完这十月怀胎的最后一季，都能生下一个既健康又可爱的宝宝。

什么是足月期

所谓的“足月期”是指从妊娠期的第37周到第42周这一段时间。

胎儿没有满37周就出生的叫做早产。这个时候的宝宝身体功能没有完全发育成熟，从母体出生后不能保持一个良好的稳定状态。

胎儿在母体孕育42周之后出生的叫做过产。

足月期出生的胎儿一般体重在2.5千克，体长在48厘米。他的内脏、神经系统发育状况良好。一出生就会自主呼吸，会主动去吮吸妈妈的乳头，这些可以说明宝宝是非常健康的。

认识腹中宝宝的样子

宝宝在出生的时候，他的头部先从子宫口附近产出。随着足月期的到来，胎儿会用自己的力量逐渐地将自己的头降至妈妈的骨盆。胎儿在将要脱离母体的时候，孕妈妈的产道会变得很柔软。

了解子宫口逐渐打开

随着产道逐渐变柔软，子宫口也慢慢变软，逐渐打开，胎盘渐渐增加宽度。

一旦进入了临产期，因为胎儿的头已降至骨盆，孕妈妈会感觉到自己的耻骨附近(肚子的下方)会有向外突出的感觉。

如果按压自己的膀胱，会增加去卫生间的次数，由于压迫到了骨盆内的神经，脚跟也会有疼痛感。随着阴道和子宫的变软，白色的分泌物也随之增多。

当胎儿在子宫内活动的次数减少(胎动减少)，孕妈妈自身也没有了疼痛感。但是过不了多久，到了分娩前2～3周，就会有发紧的感觉，同时还会感觉到疼痛。每天疼痛达3～4次之多。这种疼痛就是人们常说的“前驱阵痛”。

这样的前驱阵痛，如果腰部常常出现压迫感，就是迫近临产了。症状的程度因人而异，根据孕妈妈的体质和胎儿的情况不同而有所不同。

因此，就是专业医生也难以估计。当出现阵痛状况时，孕妈妈不必惊慌，听从医生的建议即可。

骨盆大小会影响生育吗

产前检查中很重要的一项是测量骨盆直径，以决定分娩方式。

骨盆在结构上有两个直径，前后径短、左右径宽的利于胎儿通过，可以自然分娩，如果天生骨盆窄小，前后径长、左右径窄，胎儿就不易自然娩出，可选择剖宫产。

什么时候该去医院待产

如果你没有一些孕期的并发症，医生也没有说胎儿有什么特殊问题的时候，一般是等有临产征兆以后再去医院。

立即去医院	1.如果肚子疼得很规律，阴道出血，跟月经量似的，或比月经量还多和破水情况下，要及时去医院 2.如果阵痛的间隔时间突然变短，必须马上去医院 3.如果前一天还有胎动，今天突然静止了，要马上去医院
不急于去医院	如果是在夜里胃有点疼，也没有破水，不用急于到医院待产，可以早晨去
可以去医院	1.真正的阵痛宫缩间隔时间越来越短，痛感也越来越强烈，一旦这时阵痛就表明即将进入产程了。当阵痛每隔1分钟一次，孕妈妈就可以入院待产 2.有些孕妈妈生小宝宝是第一次，比较恐惧，为了安慰孕妈妈，就在感觉到有宫缩时，到医院去

坐月子不止30天

传统上人们将产后一个月称为“坐月子”，但实际上，经过一个月的调整，身体许多器官并未得到完全的复原。比如，子宫体的回缩需要6周时间才能恢复到接近非孕期子宫的大小；胎盘附着处子宫内膜的全部再生修复也需6周；产后腹壁紧张度的恢复也需要6～8周的时间。如果在此期间孕妈妈干重活，就容易患上子宫下垂等疾病。产后除了孕妈妈自身系统需要恢复外，还有一个重要任务就是哺乳。乳母由于要分泌乳汁，消耗热能及各种营养素较多，必须及时地给予补充，才能保证宝宝及妈妈有足够的营养。

孕妈妈要在医院待多久

一般情况下，如果是顺产，母婴都平安健康，在产后第二天就可以出院了。如果新妈妈在分娩时会阴破裂或进行会阴侧切，需等到产后2～3天拆线后，视伤口愈合程度决定是否出院。大多数新妈妈经过四五天的休息会阴都会愈合，所以产后5天后多数妈妈都可以抱着宝宝回家了。如果新妈妈采用的是剖宫产，也不用拆线，一般5天也可以出院了。如果新妈妈分娩时出现了异常情况，或是产后恢复得不好，那需要再观察一段时间后出院。

准爸爸须知

作为妻子精神上的支持者，丈夫一定要经常给予妻子一些帮助。做丈夫的把正确、实用的生育知识告诉你的妻子。平时可以向那些有着顺利分娩经验的人请教，并把这些好的消息带给妻子。你还可以常和她一起想象宝宝有多可爱，有了宝宝以后，家庭是多么的幸福。

帮孕妈妈调节环境

在临产前，和妻子一起去了解一下病房、产房的环境，熟悉自己的医生。熟悉环境能让人感觉舒服、放松。

在分娩前后，大多数孕妈妈都希望自己处在一个舒适的环境下，光线柔和，室温适宜，环境清静，有亲人陪伴，有舒缓的音乐。在家中待产时，准爸爸就可以根据妻子的喜好，把家中环境调节到最佳。

去医院时，准爸爸也可以带上一些能让她心理安慰的东西，比如她喜欢的娃娃、衣服、小摆设等，即使她在医院里，也能感受到家的温馨。

学会放松自己

了解足够多的有关生育方面的知识，平时多与妻子所在医院的医生交流、沟通，做到胸有成竹，心中不慌。第一次迎接新生命，任何人都会感到紧张，准爸爸虽然只能旁观，但他的紧张、忧虑也是很自然的。然而，在妻子面临分娩时，作为她的精神支柱，如果自己先紧张起来，就一定会影响到妻子的情绪，使她更加不安、惶恐。因此，准爸爸一定要学会放松自己，只有这样，才可以去安慰临产阵痛的妻子，并给予她最大的支持。

放松妻子的身体

妻子在宫缩时，腹部肌肉紧张是很正常的，此时，孕妈妈身体其他地方要尽量放松，这就需要丈夫来帮忙了。时断时续的宫缩要持续8～10个小时。当她坐着或躺下时，她的身体需要一些支撑，比如枕头、靠背。丈夫要确保妻子的肘、腿、腰、脖子都有地方支撑，并检查她身体各部分是否完全放松。妻子可能无法顾及到这些，甚至懒得说话，所以丈夫要主动帮忙。等到了医院，丈夫也要随时关心妻子是否躺得舒服。如果妻子因疼痛而感觉很紧张，丈夫可在一旁带她深呼吸，提示她一些保持轻松的要点。

妻子宫缩疼痛时

如果丈夫想了解孕妈妈在疼痛时最想身边的人做什么，不妨问一下自己的妈妈以及妻子的妈妈，她们的切身感受一定会让你有所启发。每个待孕的妈妈都要经历宫缩。宫缩给人的感觉是不适的，所有的待孕妈妈都会感觉到疼。刚开始宫缩时，每次宫缩时间较短，而且宫缩间隔较长。然后，宫缩时间会变得越来越长，间隔时间变得越来越短，疼痛也越来越剧烈。这种疼痛要持续很久，这时候的丈夫给妻子讲笑话什么的就起不到任何作用了，因为她完全笑不起来。

第2节 临产前的入院准备

孕妈妈的用品

怀孕了，除了沉浸在喜悦中外，还应想想要准备一些什么东西，以免在选购的时候造成盲目。以下清单仅供参考。

必备钱物	
物　品	用　途
现金和医保卡	自然分娩费用在2000元左右，剖宫产费用在5000～15000元，为应急所需，可以多准备1000元钱；如果有医保卡，孕妈妈要记得携带
检查单据	超声波、心电图等怀孕期间的全部检查单据。便于医护人员了解孕妈妈的身体、胎盘功能及胎儿宫内情况，以提前做好应对各种突发情况的准备
证　件	夫妻双方身份证、户口簿、结婚证以及宝宝的准生证等

必备生活用品	
物　品	用　途
洗漱用品	牙刷、牙膏、毛巾、脸盆、水杯等
衣服及帽子	出院时穿戴
拖　鞋	选一双舒适的鞋子，在分娩后方便穿
收腹带	如果是剖宫产，为避免伤口疼痛，可以准备一条收腹带，帮助收缩腹部
吸　管	方便饮水

续表

必备哺乳用品	
物　品	用　途
哺乳衫	前开襟的衣服，方便妈妈喂奶
哺乳文胸	全棉无钢架设计，预防乳房下垂
乳　垫	至少准备两对，以便换洗。可以吸收溢出的奶汁

必备卫生用品	
物　品	用　途
内　裤	带3～4条透气性好的纯棉内裤，因产后有血性分泌物，也就是所说的恶露，很容易弄脏内裤，为保持外阴、阴道清洁，内裤要常换常洗
妈妈专用卫生巾	应对恶露，卫生巾也是必不可少的，并且要选择新妈妈专用卫生巾

必备营养品	
物　品	用　途
水	在分娩前的宫缩间隙，孕妈妈可以喝水减轻痛苦、保持体力
巧克力	在分娩时食用，当宫口全开时吃，能补充热量，维持分娩体力
红　糖	分娩后，马上喝一杯红糖水，可以帮助恢复力气，还能增加奶水
流质食物	吃些清淡的稀饭、面条和煲汤，能帮助下奶；摄食新鲜水果，利于产后排便

宝宝的用品

看到婴儿用品店是不是会不由自主地逛一下，建议你仔细考虑，以免用得着的，用不着的都买回家。以下清单仅供参考。

必备生活用品	
物　品	用　途
小棉褥子	用来包裹宝宝，由于宝宝小，不能用大褥子
软头匙	如果没有母乳喂食的禁忌，只是暂时母乳少，就不要用奶瓶喂宝宝，因为奶瓶好吮吸，宝宝吃了后就不喜欢费力吸妈妈的乳头了，建议用婴儿专用的软头匙喂宝宝
尿　布	将一些全棉的秋衣秋裤消毒干净，剪成小块儿，用作宝宝的小尿布，或选择有质量保证的纸尿裤
护臀霜	防止宝宝尿布湿疹
婴儿服	全棉、不带翻领的婴儿服，保暖并保护肌肤
洗护用品	沐浴液、洗发液、爽身粉、润肤油，清洁、保护和滋润宝宝皮肤。另外，带上吸奶器、海绵奶嘴刷或医用纱布等备用

必备喂食用品	
物　品	用　途
配方奶、奶瓶	患有肝炎、贫血、肺结核等不适合母乳喂食的新妈妈，需要给宝宝喂配方奶，要先准备好奶瓶、奶嘴
奶　嘴	吮吸是宝宝发育过程中的重要部分，因此一个质量良好、适合宝宝的奶嘴，不仅是宝宝最佳的亲密伙伴，更是影响日后牙齿排列的重要条件。奶嘴的软硬度要适中，材质最好是硅胶的，因为硅胶的性能比较稳定，耐热性强、弹性好、不易老化，并且硅胶奶嘴更接近妈妈的乳头，宝宝比较容易接受
奶瓶刷	一大一小两个刷子，刷奶瓶以消毒
奶瓶夹	消毒时用来夹取奶嘴和奶瓶
消毒器具	家用的消毒柜就可以，臭氧、红外线和高温可分别使用，需要煮沸消毒的器具也可以用家里的锅，但要保证是宝宝专用的
温奶器	作用不是很大，热水泡奶瓶也很方便

第3节 临产前的日常起居准备

饮食准备

分娩要消耗很大的体力，所以必须满足能量的供应，否则会造成难产。临产前应该特别注意饮食保健，要把它当做临产前的一次必不可少的准备工作。

临产前的饮食原则

临产前，由于子宫收缩给孕妈妈造成的疼痛和忙于做产前准备，往往在饮食方面注意不够。有些孕妈妈甚至因心情焦虑而不愿进餐。而分娩要消耗很大的体力，因此必须满足能量的供应，否则会造成难产。应该吃营养价值高、产热量高、少渣、半流质、新鲜而且味道可口的食品。因为临产前，孕妈妈心情都比较紧张，不想吃东西，或吃得不多。所以，首先要求食品的营养价值高和热量高，同时，要求食物应少而精，防止胃肠道充盈过度或胀气，有碍于顺利分娩。

吃容易消化的食物

在产床上，要消耗很多的体力和精力，所以分娩前的临时能量补充非常重要，在能吃的时候，尽量多吃一些东西，进食的时候要注意吃容易消化的，不吃油性大的食物。

起居准备

阵痛的时间间隔会逐渐变长，孕妈妈可以利用这个时间间隙，在不疼痛的时候活动身体，做些像洗衣服、扫地等很轻的家务活。

进入浴缸洗澡或者是淋浴

产前要记得进行一次洗澡，分娩时会排出很多汗，产后在身体恢复一段时间之后才可以用淋浴清洗。破水的时候是不可以洗浴的。

清扫房间

因为孕妈妈和刚出生的宝宝一起回家，所以家将是宝宝出生后要接触到的第一个新环境，所以在去医院之前一定要打扫好家中的卫生。

第4节

临产前的应急准备

事先准备好医院的地址及电话

在不确定自己到底是否要分娩的情况下，先向医院打电话，让医生帮助判断情况后，再和家人、出租车联系，去往医院。

什么时候必须联系医院

在和产院联系的时候千万不要有："这个时候打电话会不会烦到医生"，"我的这些问题该不该向医生说明"的顾虑。

只要是有问题一定要向医生请教，特别是临产的关键时刻。

通知自己的丈夫和朋友

在第一时间告诉最惦记自己的人，比如丈夫、双方的父母、自己的好朋友们。入院之前一定要联系他们。

确认产院的位置，联系出租车

为了防止阵痛突然出现而身边没有家人的情况发生。

在临产期就要确定在哪家医院进行分娩，细致地掌握医院的位置。

建议将医院的具体位置(哪条街、那条路)都记到小本子上，以防紧急的时刻没有车，不要只记一位出租车司机的电话。最好记住几家出租车公司的电话。

确定产院的紧急入口

很多人在慌乱的情况下会失去方向感，特别是在将要分娩的紧急时刻。

因此产前就要利用锻炼身体的机会，多到将要分娩的医院附近走一走，确定产院的紧急入口、急诊室、挂号室都在什么位置。

如何去医院

去产院如果一直有家人的陪伴是最幸福的事情，但是如果没有家人在身边也不必惊慌。

很多孕妈妈认为："有轻微疼痛的时候，如果能够乘公共汽车去，就乘公车去"，千万不要这样做，一旦公共汽车在半路出现故障，会很麻烦的。可以选择乘出租车去。

突发情况的应急

即使进入了临产期真正分娩的时间也是很难把握的，所以一旦外出的时候必须带着自己的医疗保健卡、手纸、毛巾、医院地址的记录本、家人的联系电话等必备品。

临近分娩身边没有亲人怎么办

如果临近分娩的时候身边没有家人的话，一定不要过于紧张。

可以事先自己模仿一遍自己一个人在家将要分娩时候的情景，将分娩顺序记录下来。

胎动异常时要马上去医院

临产期过后就要进入正常分娩期，阵痛是有间隔期的，其间会有周期性的间隔，接下来痛还是会延续下去。

阵痛时候的主要感觉是肚子有张力。张力的间隔变得越来越短，阵痛也越来越疼。

疼痛的时间间隔是第一次分娩的人会每隔10分钟阵痛，非初次分娩的孕妈妈每隔15分钟阵痛。

一旦阵痛的间隔在10～15分钟时就要马上去医院，因为张力的间隔缩短了，分娩就要接近了，孕妈妈需要及时检查。

如果阵痛发生仅有5～7分钟的间隔，这时候就要立刻把孕妈妈送往医院，因为孕妈妈马上要分娩了。

此外，还要观察是否有胎动。如果前一天有胎动，而今天却突然静止了，要马上去医院就诊。

数着胎动次数，在阵痛紧急的时候，如果胎儿很安静要马上去医院。

产前想去卫生间怎么办

只要没有大量的出血或者破水，就可以去卫生间。

但如果感觉宫缩特别频繁，想去卫生间，这个时候有可能是胎儿的头已经进入阴道里，是要分娩的表现，不能去卫生间。

不要把自己宝宝在阴道里刺激直肠误认为感觉要大便，这个时候不能去卫生间。

如果去卫生间，会把宝宝生在卫生间里。

如果有阵痛的时候，医生告诉你宫口并不大，胎儿头的位置比较高，完全可以去卫生间，如宫口比较低了，开得比较大了，就不要去卫生间了。

羊水大量流出时要马上去医院

胎盘中包裹胎儿的羊膜破裂，接着羊水流了出来，流出来破裂的羊膜会弄脏衣服。

当羊膜真正破裂的时候，羊水会“哗”的一下子大量流出。这时应立刻与产院联系。

卫生巾是破水和出血时应该使用的，因为不是整个妊娠期都用，所以买来放置的人也有。

但是，它是用于处理产后污血的，所以尽量不要放置过长的时间。

心理准备

要调整好迎接宝宝出生的心情，告诉自己：“分娩的痛并不可怕，一定要坚强，我一定能行！”随着阵痛的开始，孕妈妈的心情也会不由得紧张起来，也会有些害怕和不安。为了消除这样的心情，要在分娩前熟悉、了解分娩流程，对自己将要经历的事情有一些心理准备。

消除临产前的紧张不安

比如和前辈经验丰富的孕妈妈们聊天，从她们的经验中得到启发，分散自己紧张的注意力，孕妈妈们还可以读有图片的图书，放节奏舒缓的音乐，将注意力集中到自己爱好的事情上去。

首先，分娩时子宫会一阵阵地收缩，孕妈妈就会感到一阵阵腹部和腰部的胀痛不适。但这种疼痛并不那么严重，而是由于精神紧张，对分娩恐惧，使疼痛感加强了。

如果从分娩开始就泰然处之，主动地去稳定自己的情绪，疼痛就不会那么严重了。

其次，孕妈妈应该相信现在的医疗技术，分娩的安全性比过去大大提高了。

在医院里分娩，孕妈妈的生命危险接近于零。万一发生自然产困难的情况或在有危险时，医生会马上采取措施。孕妈妈的顾虑是不必要的，所以一定要满怀信心地分娩。

最后，让孕妈妈消除紧张心理，家属临产前的帮助和准备工作是很有必要的。如果产前准备工作不充分，孕妈妈慌慌张张地进入医院，很容易引起精神紧张和恐惧感。

相反，产前准备做得周到、细致，孕妈妈不慌不忙地进入医院，安心坦然地待产。

当然，产前准备工作不仅仅是孕妈妈一个人的事，也需要家人的协助。

调整心态迎接宝宝

经常做深呼吸，积极地让自己的身体动起来，这样有利于分娩。要保持“什么时候分娩都可以”的心态。做好随时入院的心理准备还要保持分娩的体力，保证分娩的顺利进行。

分娩前的心态准备

其实，生育过程几乎是每位女性的本能，是一种十分正常的自然生理过程，是每位妈妈终生难忘的幸福时刻。胎儿在妈妈肚子里已9个多月了，由一个微小的细胞发育成3000多克重的成熟胎儿，他不可能永远生活在妈妈的子宫内，他要勇敢地穿过产道投奔到外面精彩的世界里。所谓“瓜熟蒂落”就是这个道理。

在分娩过程中，子宫一阵阵收缩，产道才能一点点地打开，胎儿才能由此生下来。在这个过程中，母体产道产生的阻力和子宫收缩帮助胎儿前进的动力相互作用，会给孕妈妈带来一些不适，这是十分自然的现象，不用害怕、紧张。

孕妈妈的承受能力、勇敢心理，也会传递给胎儿，这就是胎儿性格形成的最早期的教育。

选择适合的分娩方式

分娩之前很多孕妈妈都会纠结顺产还是剖宫产好，各种各样的分娩方式，让孕妈妈不知所措。

然而分娩方式对宝宝及妈妈来说，都非常重要的。孕妈妈会数着心跳和宝宝一起生活，可是孕妈妈都知道该如何选择分娩分式吗？下面为孕妈妈介绍如何科学地选择适合自己的分娩方式。

医生帮助孕妈妈选择分娩方式

在选择分娩方式前，医院会对孕妈妈做详细的全身检查，检查胎位是否正常，估计分娩时胎儿有多大，测量骨盆大小是否正常等。

如果一切正常，孕妈妈在分娩时就可以采取自然分娩的方式；如果有问题，则会建议采取剖宫产术。

自然分娩的孕妈妈可根据自己的需要来决定是否选择无痛分娩。

孕妈妈有权选择分娩方式

如果一个普通的孕妈妈，要求做剖宫产，医生要先与孕妈妈沟通。

因为剖宫产毕竟是一个手术，对孕妈妈身体有一定程度上的伤害，如果能够自然分娩但还坚持剖宫产，那么这样的损伤是不值得的。

如果医生实在劝阻不了，也会满足孕妈妈的要求。

因为在《母婴保健法》上有一条已经指明：孕妈妈有选择分娩方式的权利。

选择更人性化的分娩方式

目前国际上围产技术的潮流是回归自然的“人性化分娩”，比如分娩过程中增强孕妈妈的主动性以及分娩过程中的家庭式服务，让分娩的操作更科学，产程更顺畅，孕妈妈更轻松，母婴更健康。

减少干预回归自然

我国妇产科界专家针对我国剖宫产率逐年提高的问题提出了忠告，剖宫产手术作为一种手术，不但有手术并发症发生的危险，也对新生儿有一定的影响，决不可因怕疼或为挑选吉日而要求手术。

世界卫生组织倡导的爱母行动，口号就是“减少干预，回归自然”，明确规定“除有医学指征之外，对孕妈妈不使用药物镇痛和手术”，即所谓剖宫产手术分娩和注射药物的无痛分娩，只是适合妊高征、心脏病、甲亢、骨盆狭窄、胎位不正以及严重产痛等孕妈妈的一种选择性和补救性手术。

做好产前检查

预产期：　　年　　月　　日　　　　　　产检建卡日：　　年　　月　　日

产检频率	产检次数	怀孕周数	例行产检项目	定期/特殊产检项目（在方框里画钩记录已检查项目）	备注
每月1次（怀孕28周以前）	第1次	12周左右	了解病史（年龄、职业、推算预产期、月经史、孕产史、手术史、本次妊娠过程、家族史、丈夫健康状况等） ·体重 ·腹围 ·身高 ·四肢水肿情况 ·血压 ·胎心 ·宫高	□尿常规 □血液检查（验血） □血常规 □梅毒抗体 □凝血功能 □肝功能 □血型（ABO、Rh） □风疹病毒 □甲乙丙肝抗体 □弓形虫抗体 □艾滋病抗体 □白细胞病毒等 □阴道检查 □心电图 □颈后透明带扫描（NT，检测胎儿唐氏综合征，怀孕11～13周进行） □绒毛检查（检测胎儿唐氏综合征，怀孕11～13周进行）	建卡并预约B超检查
	第2次	16周	·体重 ·血压 ·宫高 ·腹围 ·四肢水肿情况 ·听胎心 ·血常规 ·尿常规	□唐氏综合征检查（怀孕14～20周进行） □羊水穿刺（检测胎儿唐氏综合征，怀孕16～20周进行）	有些医院会合并进行一次产检时的血液检查和唐氏综合征筛查
	第3次	20周		□B超（排除胎儿畸形，怀孕14～20周进行）	应该多长时间感觉到一次胎儿的胎动
	第4次	24周		□糖筛查（一般在怀孕24周进行，如有高危因素可提前至孕早期） □糖耐量测试（糖筛查测量值超过标准时进行）	

续表

产检频率	产检次数	怀孕周数	例行产检项目	定期/特殊产检项目（在方框里画钩记录已检查项目）	备注
每两周1次（怀孕28～36周）	第5次	28周	·体重 ·血压 ·宫高 ·腹围 ·四肢水肿情况 ·听胎心 ·血常规 ·尿常规		
	第6次	30周		□B超（检查胎儿发育情况并进一步排畸，怀孕30～32周进行）	
	第7次	32周			
	第8次	34周			
	第9次	36周		□胎心监护（从怀孕36周开始每周一次）	
每周1次（怀孕36周以后）	第10次	37周	·体重 ·血压 ·宫高 ·腹围 ·四肢水肿情况 ·胎心监护 ·血常规 ·尿常规	□骨盆测量 □B超（检查胎儿大小、胎位和羊水状况，为分娩做准备，怀孕36周或以后进行） □心电图（可以去门诊做，无特殊情况也可在入院待产时做）	与医生讨论分娩方式
	第11次	38周			
	第12次	39周			

第二章

分 娩

KEXUEZUOYUEZIYIBENTONG

第1节 了解分娩知识

分娩过程怎样划分

分娩能否顺利完成，取决于产力、产程、产道三个要素。如果有一个因素发生异常，其结果往往以剖宫产作为解决办法。

产力

产力最主要的是子宫肌肉的收缩力量，它可以把胎儿和胎盘等从子宫内逼出。

产程

分娩前的历程虽漫长难挨，却是必经的，如果对分娩有事前认识、事先准备以及心理准备，那么当分娩真正来临时，就不会忧心忡忡，也就有足够力量去渡过阵痛的难关。

相信当看到期待已久小宝宝那可爱的模样时，妈妈会感到之前所有的辛苦都是值得的。

分娩过程由子宫收缩开始，然后到子宫口开全，最后胎儿、胎盘娩出。按照产程进展的不同阶段，一般分为三个阶段：

●第一阶段

宫口扩张期。这一阶段是指从孕妈妈出现规律性的子宫收缩开始，到宫口开大10厘米为止。这一阶段时间很长，随着产程进展宫缩越来越频，宫口扩张速度也会加快。

一般初孕妈妈8～12小时，经孕妈妈6～8小时，宫口扩张的速度不是均匀的。子宫收缩每隔2～3分钟出现一次，每次持续60～90秒。

通常是身体和精神最为紧张的阶段。孕妈妈应该正确地对待宫缩时的疼痛，因为宫缩既带来疼痛又带来希望，应该想到的是每次宫缩都是胎儿向目的地又前进了一步。并且助产士会随时检查宫缩口扩张的情况，在子宫收缩间隙，可以在房间里适当走走，放松一下，在子宫收缩时，可以反坐在靠背椅上，双膝分开，手臂放在椅背上，将头靠在手上。要与助产士交换意见，取得助产士的指导。

孕妈妈应照常吃些高热能的液体或半流质食物。在我国有一种良好的传统习惯，就是在临产前孕妈妈要吃一些红糖水加鸡蛋、鸡枣汤、桂圆汤等营养丰富，热能高的食物，这是很好的营养与热能的补充方法，因为孕妈妈分娩顺利与否，有一个很重要并起决定性的因素，这就是产力。

所谓产力即指子宫肌肉和腹肌的收缩力而言，子宫收缩需要一定的能量。因此，增加一定量的热能以补充体力消耗。对不能进食者，应给予10%的葡萄糖液500～1000毫升静脉滴注，内加维生素C500毫克。

如果做不到孕妈妈临产后和产程中及时补充营养和热能，势必影响产力的正常发挥，使孕妈妈过于疲劳，导致产程延长，给孕妈妈和未出世的宝宝带来不利。

巧克力是由奶油或牛奶、白糖、可可粉等精制而成的营养丰富、热能较高的食品。

因此，孕妈妈在临产时和产程中吃些巧克力，无疑是一种简便、易行、增强产力的方法。另外孕妈妈经过一段时间熟睡，改善全身状态后，也能使体力恢复，子宫收缩力转强。

第二阶段

胎儿娩出期。这一阶段是指从宫口开全到胎儿娩出为止。此时子宫口开全，产妇有一种急欲生下孩子的感觉，这完全是一种不由自主的行为。这一阶段初产妇需1～2小时，经产妇在1小时以内。

此时，产妇会感觉宫缩疼痛减轻，但在宫缩时会有不由自主的排便感，这是胎头压迫直肠引起的。每次子宫收缩的过程中，胎儿的头顶会从阴道口露出，子宫收缩停止，胎头即缩回，这样反复几次，胎儿的头慢慢地娩出，直至胎儿身体全部娩出。

此时，产妇应做的心理准备是学会宫缩时正确屏气向下用力，调动腹直肌和肛提肌的力量帮助胎儿顺利娩出。宫缩间歇时停止用力，抓紧休息。当胎头即将分娩出时要张嘴呼气，避免猛劲使胎头娩出过快，造成会阴撕裂。

第三阶段

胎盘娩出期。这一阶段是指从胎儿分娩出到胎盘分娩出的过程，一般在10～20分钟。第二产程结束后，子宫会有几十分钟的休息时间，然后再度出现宫缩，这时子宫收缩的幅度明显增加，宫腔内部面积不断缩小，胎盘无法继续存在下去，随着最后的几次宫缩，胎盘最终与子宫分离分娩出来。

经过了前两个产程，产妇可能感觉不到这一阶段宫缩的疼痛。如果胎儿确实难以从阴道分娩出，例如骨盆狭窄、胎儿过大或胎位异常、宫缩乏力及妊娠并发心脏病等的产妇最好采用剖宫产的办法，这对产妇的健康、胎儿的平安都十分有利。胎儿分娩出后不久，随着轻微的疼痛胎盘剥离排出。胎盘排出后，要检查产道有无裂伤。

产道

产道是指宝宝分娩时的“通道”，由骨产道和软产道两部分构成，它主要是由孕妇的骨盆大小以及形状所决定的。

当然孕妇的软产道也很重要，两者中有任何一者异常，都会造成难产。所以孕期一定要做好产前检查，以便医生及时发现问题，正确选择分娩方式。如果在产前检查中发现产道有问题，一定要提前入院，择期进行剖宫产手术。

自然分娩

什么是自然分娩

自然分娩是指在有安全保障的前提下，通常不加以人工干预手段，让胎儿经阴道娩出的分娩方式，也叫做顺产。

自然分娩最基本的条件是决定分娩的三因素：产力、产道及胎儿均正常且三者相适应。孕妈妈在决定自然分娩时，应先了解预产期及分娩的全过程。

什么是现代的自然分娩

“自然分娩”这个词被大众使用着。但实际上，在分娩过程中即使不用催产素，也会使用视频监视器，在复诊的时候也会使用超声波等医疗器械，都有医疗手段的参与，所以严格地说不能称作“自然分娩”。

在医院的分娩可以说都不是“自然分娩”，但其实自然分娩无疑是最好的分娩方式。

例如，孕妈妈不希望进行会阴切开术，医生就会尽量向不开刀的方向努力。如果子宫口顺利打开，就可以顺利产下胎儿；但如果出现特殊情况，如分娩时间过长，胎儿就会发生心跳减慢等情况。

胎儿和孕妈妈都会很辛苦，甚至会出现危险，这时医生就会建议孕妈妈进行手术。

医疗设备是现代分娩中重要的一部分。以前在没有医疗设备的情况下，只有靠产婆帮助分娩，那时母子的死亡率（周产期死亡率）很高。

因此，自然分娩要看孕妈妈的身体和心理状态。只有了解自己和胎儿状态的人才能进行自然分娩。现在很多医院都需要借助于医疗器械，再根据孕妈妈自身的身体和心理状态产出健康的胎儿，这也可以说是现代的“自然分娩”。

自然分娩的优点和缺点

优　点

顺产的过程其实是帮助胎儿建立自主呼吸的过程。顺产也大大降低了感染、出血等并发症的概率，相对来说产后恢复期会相对缩短。

缺　点

在胎儿经历产道的环节中，可能会发生意外状况。在女性经历了难熬的顺产后，阴道会受到不同程度的损伤。当然建议准妈妈不要盲目地因为害怕疼痛而选择剖宫产，如果自身及胎儿一切情况均正常，请首先考虑选择顺产。

剖宫产

剖宫产是一种重要的助产手术。剖宫产就是剖开腹壁及子宫，取出胎儿。剖宫产有两种形式。

一是计划内剖宫产，即孕妈妈和医生事先已经决定了分娩方式，并且安排好了剖宫产的时间；还有一种形式属于急诊手术，就是当孕妈妈用阴道分娩的方式无法把宝宝顺利生出来的时候，医生必须为孕妈妈紧急采用剖宫产。

剖宫产最大的优点是在有风险的时候，能够帮助宝宝和妈妈都平安。

由于剖宫产是一种腹部大手术，所以，医生一定会结合孕妈妈的情况，为孕妈妈采取相应的麻醉镇痛方式。

剖宫产的优点和缺点

● 优 点

麻醉和手术过程不出意外的情况下都是很顺利的，疼痛相对较轻。

并且，对于宫缩尚未开始的孕妈妈来说，此时进行手术还可以免去遭受阵痛的难熬经历。

● 缺 点

剖宫产容易引起其他并发症，剖宫产手术也增大了孕妈妈感染的概率和出血量。

术后疼痛也是一个漫长的过程，并且恢复期较长，会影响新妈妈进行母乳喂食。同时也会影响新生儿的免疫力、平衡力、辨别空间和方位的感知能力。

剖宫产手术需要做什么

● 手术开始，胎儿的降生

在确定麻醉有效以后，开始手术。手术全过程要花费30～60分钟的时间。

在手术开始的5分钟后，胎儿就会降生。

开始啼哭的胎儿，要进行必要的检查和沐浴，之后放到爸爸妈妈的面前。

● 子宫和内部的缝合

缝合子宫时，要检查子宫和卵巢是否有异常，内部缝合以后，手术就结束了。

子宫的缝合要使用可吸收的线，而内部的皮肤一般情况应该使用医疗缝合线。

水中分娩

有些医院为了减轻孕妈妈的分娩疼痛，让孕妈妈在浴缸或按摩缸的温水中浸泡，至宫口基本开全时孕妈妈再回到产床上完成分娩，这种方式被称为“水中待产”。

但需要防止在孕妈妈离开浴缸或放松池到产床的过程中发生危险，如孕妈妈滑倒，胎儿急产等。

在国内，助产士仍然会对在水中待产的孕妈妈做会阴侧切。有些医院把“水中待产”谬称为“水中分娩”，这是不正确的。

水中分娩只是顺产的一种方式，给孕妈妈多了一种自然分娩方式的选择。分娩，是人类繁衍过程中的一个必经过程。

生育方式多元化，让人类分娩回归自然，以减少医疗干预，已是一种共识。客观上水中分娩也起到了降低剖宫产率的作用。

水中分娩的优点和缺点

● 优 点

孕妈妈喜欢并选择“水中分娩”是有原因的。

因为泡在温水里，人的身心一般会比较镇静放松，由于阵痛，体内产生的，引起血压升高、产程延长的应激激素分泌就会减少。

水的浮力使肌肉松弛，可以把更多的能量用于子宫收缩，这些都可加速产程，缩短生宝宝的时间。

在水中活动也比在产床上自如，

采取一些不同的姿势帮助骨盆松弛，盆底肌肉放松，促进宫颈扩张，让胎儿更容易通过产道。

对于胎儿来说，水中的状态与在母体内泡在羊水里的感觉很类似，可以形成感觉的过渡。

另外水中分娩的时间较短，能减少对妈妈的伤害和宝宝缺氧的危险。

● 缺　点

当然，如果操作不规范，就有可能出现意外。国内有家医院在进行水中分娩时竟然出现胎儿尚在水下，助产士就进行断脐这种低级错误。

这说明规范操作是非常重要的，在胎儿娩出的时候，身体的一部分先露出水面，冷空气（一般比体温低10度）就会刺激胎儿产生自主呼吸，胸腔的呼吸系统就开始工作，如果这个时候宝宝还在水中，可能会带来严重后果。

妇产科专家就发现有胎儿在水中分娩时几乎被溺死，出现中重度的呼吸问题，虽然经过抢救，没有造成永久性伤害，但仍然要引起重视。

一般来说宝宝出生后在水中的停留时间不要超过一分钟。

另外，从孕妈妈身体里流出的血液和分泌物可能导致细菌感染，这就要求分娩缸能在分娩的过程中进行水的置换，达到排放、稀释的目的，减少感染的机会。

水下分娩

水下分娩是近来欧美比较流行的一种分娩技术，分娩池内的水温在孕妈妈分娩期间会自动保持在36℃～38℃。

这个参数与母体内的羊水环境十分相似，因此，胎儿在离开母体以后，会很快适应新的外部环境，不会有呛水情况。

水下分娩的优点和缺点

● 优　点

一般产程较短，能缩短分娩的时间，不仅水压能够减轻孕妈妈分娩时的痛苦，而且水可以缓解胎儿出生时重力对脑细胞的冲击，水下出生的宝宝比普通方式出生的宝宝受伤概率要小。

● 缺　点

不是所有的孕妈妈都能选择水下分娩，孕妈妈的身体条件必须合格，不能有任何并发症。

同时胎儿的体重不能太大，最好在6千克，而且胎位要正，才具备水下分娩的条件。孕妈妈进行全面体检，羊水和胎心要正常。

胎头吸引分娩

胎头吸引术是将吸引器外口置于露出的胎头上，再用注射器将吸引器内空气吸出，形成负压区，利用负压吸引原理，吸住胎头，配合宫缩，娩出胎头。

胎头吸引分娩的优点和缺点

● 优　点

可尽快结束分娩。胎儿大、孕妈妈筋疲力尽时，可帮助胎儿下降。相对产钳而言，对软产道损伤机会少。对胎儿产伤机会也少于产钳。操作简单、易于掌握。

缺　点

对孕妈妈产道有一定的损伤，有的时候会造成胎儿的产伤，还需要局部的侧切和麻醉。

枕后位时，不能有效旋转胎头。吸引力小于产钳。可造成胎儿头皮损伤。使用不当可能造成颅内损伤。

无痛分娩

我们通常所说的“无痛分娩”，在医学上其实叫做“分娩镇痛”。是用各种方法使分娩时的疼痛减轻甚至消失。目前通常使用的分娩镇痛方法有两种。

一种方法是药物性的，是应用麻醉药或镇痛药来达到镇痛效果，这就是我们所说的无痛分娩。

另一种方法就是非药物性的，是通过产前训练、指导子宫收缩时的呼吸等来减轻产痛。

分娩时按摩疼痛部位或利用中医针灸等方法，也能在不同程度上缓解分娩时的疼痛，这也属于非药物性分娩镇痛。

无痛分娩的优点和缺点

优　点

无痛分娩在国外已经是常规分娩的形式，它让孕妈妈不再经历疼痛的折磨。

它能减少分娩时的恐惧和产后的疲倦，让孕妈妈在时间最长的第一产程得到休息，当宫口开全该用力时，因积攒了体力而有足够力量完成分娩。

无痛分娩的过程是医生和孕妈妈一起参与并共同制订计划的，有利于医生和孕妈妈的沟通。

还能够使医生及护理人员更多关注孕妈妈的身体变化，如果母体或胎儿一旦发生异常，就可以及早被发现而得到及时的治疗。

熟练的麻醉科医生只要5～10分钟即可完成麻醉操作。整个过程孕妈妈一直处于清醒的状态。

一些孕妈妈甚至能够下床走动，孕妈妈可以比较舒适、清晰地感受新生命到来的喜悦。

缺　点

后遗症是因人而异，绝大部分孕妈妈不会留下任何后遗症。无痛分娩一般采用的是硬膜外麻醉，这种麻醉总体来说是安全的。

有极少数孕妈妈可能会感觉腰疼、头疼或下肢感觉异常等。

发生率很低，而且这些不适都不会很严重，短时间内就可以自然消失，并不会对身体造成太大的影响。

从理论上讲，更严重的并发症的可能性是存在的，比如低血压等，但发生概率都非常低。

而且医生一定会在孕妈妈选择无痛分娩的时候就开始采取有效的措施来预防。所以，你大可放心。

分娩常用语

在分娩过程中有许多医生说的分娩用语都不明白，所以事先可以让孕妈妈先了解一下，有一个心理准备。

导 乐

“导乐”一词出自希腊文“Doula”。国外医学界通常将有过生育经历、富有奉献精神和接生经验的女性称为“导乐”，专门指导孕妈妈进行顺利自然的分娩。在我国导乐大多从有生育经历的优秀助产士中选拔，经过特殊的课程训练上岗，“一对一”地指导孕妈妈分娩，为孕妈妈打气鼓劲，还要为孕妈妈进行心理疏导，帮助孕妈妈克服恐惧心理。胎儿出生后，导乐还会对新妈妈进行产后伤口修补、母乳喂食和科学育儿等专业指导。

拉梅兹法

拉梅兹法是由法国的妇产科医生拉梅兹博士发明出来的新型精神预防性缓解疼痛的分娩方法。

这种分娩呼吸方法，从怀孕早期开始一直到分娩，通过对神经肌肉控制、产前体操及呼吸技巧训练的学习过程，有效地让孕妈妈在分娩时将注意力集中在对自己呼吸的控制上。从而转移疼痛，适度放松肌肉，能够充满信心地在分娩过程中出现产痛时保持镇定，以达到降低产痛、加快产程并让宝宝顺利出生的目的。

拉梅兹分娩呼吸法最大的优点就是丈夫可以积极地参与到分娩过程中。在分娩时，协助妻子随着不同的阶段来配合不同的呼吸法。同时因丈夫参与分娩过程，孕妈妈会在心理上得到安慰。

胎头吸引器分娩

用胎头吸引器将胎儿吸引出来的方法。这个方法用于胎儿不能正常产出，而母婴状态良好的情况。用胎头吸引器出生的胎儿会有血肿，数天后会消失。

胎盘早剥

通常胎儿出生后，会在子宫内壁脱落出胎盘，可是也有胎儿还没有出生，胎盘就出来的。这样不仅切断了胎儿的营养和氧气，还会引起大出血，母婴都有危险，必须马上进行剖宫产。

骨产道

骨盆处，分娩的时候就叫做骨产道。软产道（子宫颈管、阴道部分）和骨产道一起被称为产道。骨产道有骨头，因此在分娩的时候不易扩张。根据骨盆的形状、内径的宽广、胎儿头的大小来判断是否需要剖宫产。

破 水

指包住胎儿的卵膜破开，羊水外流。一般是在阵痛最厉害的时候出现，可是在开始阵痛前就破水的情况也是有的，这个叫做“前期破水”。

有的在分娩时就开始了，在前期破水后，不久阵痛就开始了，于是就要马上送去医院。这时，不能洗澡。

胎位异常

胎儿在子宫里的状态是下颌向里收缩，头横向躺着，回旋改变头的方向从骨盘中脱离出来。可是在分娩的过程中，胎儿不能回旋的状态叫做回旋异常。

胎儿宫内窘迫

由于不能向胎儿输送氧气或其他原因导致胎儿心率降低，依情况进行紧急剖宫产，或在分娩过程中使用产钳分娩或胎头吸引器分娩。

羊 水

在妊娠的过程中，胎儿可以吸收肚子里的羊水，也是营养的源泉。分娩时羊水起到了很大的作用，在子宫口完全打开，胎儿从阴道产出的时候，起到了润滑剂的作用。

产钳分娩

从阴道口插入产钳，子宫口打开后用产钳帮助分娩的方法。这个方法用于胎儿回旋异常或者胎儿和脐带缠绕在一起，胎儿不能正常产出的情况。

人工破膜

分娩临近，子宫口将要打开的时候，包裹胎儿的羊膜破裂，羊水出来（破水）。这时如不能自然破水，医生会用小镊子弄破羊膜，这叫人工破水。一破水就会引起阵痛，所以在有长时间微弱的阵痛时也可以使用这个方法。但是如果孕妈妈没有镇痛的情况就不能进行人工破水。

宫缩剂

这是增强子宫收缩的药。当阵痛一直不增强，导致分娩时间拉长，或者已经破水了可是还迟迟不见临产，或者过了预产期还没有开始分娩，可是又担心过期后胎盘的功能降低，上述情况下可以使用阵痛促进剂。现在已有的对子宫具有收缩功能的是催产素及前列腺素两个种类。

宫颈内口关闭不全或子宫颈内口无法完全关闭。随着胎儿的逐渐变大，子宫颈内口支撑不了这个重量了，虽然还没有阵痛，可是子宫口已经打开，会造成早产。为此，如果在预先了解此病变时，可以接受束缚颈管的子宫颈缝缩手术。

软产道强韧

软产道是子宫颈管和阴道，如果软产道的肌肉很强劲，子宫口就不容易打开。分娩临近，随着阵痛变强，子宫口变软，如果子宫口还不能打开，胎儿就不能产下。

臀位儿

本来在肚子里的胎儿头是向下的，相反的，臀部或脚在下边就是臀位儿。在妊娠中期的时候有半数以上是臀位儿，分娩的时候能有3%～5%是臀位儿。分娩方法要根据逆位的状态和孕妈妈的身体情况来决定。

静脉输液

在分娩的过程中发生了紧急事故，要准备马上投入药剂，在分娩的初级阶段要确保血管路线，特别是没有异常的情况要输入与体液接近的电解质液体。

脐带脱垂

逆位儿破水的时候，脐带比胎儿先出来。

胎儿的身体压迫着脐带，为了给胎儿输送氧气，让胎儿早出生，医生可能会决定采用剖宫产。

胎儿头盆不称

X光检查发现，与孕妈妈骨盘内侧（骨产道）的直径相比，胎儿的头偏大，不能通过产道。这种情况需要进行剖宫产。

硬膜外麻醉

是局部麻醉的一种。从后背插入一根管子，在后背和骨膜间的空洞（硬膜外腔）注入麻药，可以麻痹痛感神经，促进子宫收缩，消除阵痛。

分娩的时候还是要自己用力，所以多数用于无痛分娩。

胎头拔露

宫缩时胎头流出阴道口，露出部分不断增大，宫缩间歇期，胎头又缩回阴道内，称为胎头拔露。

会阴侧切

会阴（从阴阜到肛门的皮肤和组织）的延伸，如果裂伤或者胎儿的情况变坏的时候，应尽早产出胎儿，这时用剪刀将会阴部切开，进行局部麻醉，产后缝合。

产后宫缩痛

产后子宫要恢复原来的大小，会有轻微的阵痛，痛感每个人是不相同的。

一般第一次分娩的孕妈妈会稍痛一些，产后一周内的子宫收缩是很辛苦的。

宫缩乏力

阵痛不够强，间隔也变小了，却还没有分娩，也许等一会儿就可以自然分娩，也可能是产道太长。

孕妈妈的体力耗尽，胎儿的心率降低等多种原因，此时可以使用阵痛催促剂促进分娩。

恶　露

产后包裹胎儿的羊膜和子宫内膜在分娩的时候出的血和残留物一起出来。

产后当天还会有大量的血流出，之后开始减少，颜色由茶褐色逐渐变黄变白，一个月后复诊就会没有了。

过度换气综合征

过度换气综合征，引起身体内的氧气量增加，会导致头脑发木，手脚发麻，容易引起急促呼吸。

胎头着冠

胎头双顶径已越过骨盆，如宫缩间歇时胎头不再回缩。

第2节 分娩过程

自然分娩全过程

顺产是自然分娩方式，自然分娩过程对孕妈妈和宝宝来说都更加健康。

即将分娩的三个信号

● 阵　痛

阵痛有什么规律

每个人阵痛时候的感觉都不同，所以要尽量地掌握自己的情况，阵痛的间隔应该是不规则的。

很多人在感到阵痛之后，慌慌张张地去了医院，但是到了医院阵痛就消失了。这种情况发生的很多，不可以灰心丧气，认为在白忙活，完全可当做一次产前的演习。

很多孕妈妈在产前会有紧张的感觉，从而引起生理上的不适，如果你在产前与许多有分娩经验的孕妈妈们交流，就会了解产生阵痛的原因，就会理解阵痛的时候不仅仅会感觉到腹部的疼痛。

阵痛是由于子宫收缩引起，因此连带腰部、臀部、脚后跟都会有被拉伸的感觉，子宫口和阴道也会非常疼。

随着阵痛全身会感觉到越来越疼，因此要尽量放松自己的身体。

疾病类型	出现的症状
便　秘	和平时一样但是内心的感觉却很不一样，会有“怎么今天还没有反应”，在如厕的时候会感觉到腹胀，从而引起便秘
脚跟疼痛	一旦出现轻微的产前阵痛，请你马上洗澡，冲淋浴。随着阵痛的加剧，不仅仅会感到肚子疼，脚跟也被压迫着。很多孕妈妈产前是坐着被送到医院的
身体疲倦	因为阵痛，没有心情再去想别的事情，所有注意力都集中在疼痛上了，总是感觉自己马上要生了，全身疲倦不想进食

什么原因引起了阵痛

1	子宫的收缩
2	胎儿伸长压迫产道
3	骨盆神经、骨头被胎儿压迫

阵痛到底什么样

全身疼痛：由于胎儿挤压使子宫收缩，全身都会感觉疼痛。

拉伸的疼痛：胎儿要出生的时候子宫肌肉、阴道和会阴处等软产道会被拉伸，能够感觉组织和皮肤被拉伸的疼痛。

压迫的疼痛：骨盆的神经被胎儿的头压迫着。因此腰、臀部、脚后跟都非常疼。

阵痛会变得越来越强

阵痛是有规律性的，这个也是因人而异。所以，当孕妈妈开始有阵痛感觉的时候，要计算自己阵痛时间的间隔。最初的感觉是自己的肚子有一种缓慢、迟钝的疼痛，腰部感觉有不规则的疼痛。

接下来间隔变短了，疼痛也随着变强。在感觉疼痛的时候一定要留心，记录自己疼痛过程中收缩的时间间隔。

逐渐你会发现阵痛慢慢地变得有规律了。每隔10分钟，阵痛时间会延长30秒，阵痛会变得越来越强。阵痛的强度会逐渐加强，阵痛之间的间隙时间会逐渐缩短。

利用阵痛间隙休息

无论多么疼痛也有休息的时候，这是阵痛最大的特征。“即使是很长的一分钟”，也会度过去。在阵痛的间隙中，最大的感受就是不相信自己刚刚阵痛了，一点感觉都没有。要利用这个时间好好地休息。

分娩会持续很长时间，体力的消耗很大，但是也有休息的秘诀，那就是利用阵痛的间隙时间休息和恢复体力。

一般疼痛的时间会在30～60秒，所以，你可以在开始疼痛和疼痛消失的时候查数，找到规律。

接近分娩期阵痛怎么办

临产期过后就要进入正常分娩期。阵痛是有间隔期的，其间会有周期性的间隔，接下来痛还是会延续下去。

阵痛时候的主要感觉是肚子有张力。张力的间隔变得越来越短，阵痛也越来越疼。疼痛的时间间隔是：第一次分娩的孕妈妈会每隔10分钟阵痛，非初次分娩的孕妈妈每隔15分钟阵痛。

一旦阵痛的间隔在10分钟或者15分钟时就要马上去医院，因为张力的间隔缩短了，分娩就要接近了，孕妈妈需要及时入院检查。

如果阵痛发生仅有5～7分钟的间隔，这时候就要立刻把孕妈妈送往医院，因为孕妈妈可能马上要分娩。此外，还要观察是否有胎动。如果前一天胎动，而今天却突然静止了，要马上去医院就诊。

数着胎动次数，在阵痛紧急的时候，如果胎儿很安静要马上去医院。

记录阵痛的时间

记录每一次阵痛持续的时间，以及两个阵痛之间间隔的时间，逐渐找到规律，继而推测出下一次阵痛的开始时间、持续时间和间隔时间。从开始收缩到下次开始收缩的时间要平静地去对待，保持冷静，想想接下来自己还需要做些什么，该如何应对。

非初次分娩的孕妈妈，阵痛时间间隔比初次分娩的孕妈妈要短，因此，非初次分娩的孕妈妈突然阵痛的时间间隔在5～7分钟的时候就应该住进医院了。

缓解阵痛的其他方法

阵痛和普通疼痛的感觉不同，阵痛是逐渐变强的，疼痛增强就说明胎儿就要出生了，面对节奏越来越快的阵痛，不能恐慌，在这里为你介绍一些对付阵痛的方法。

除了按摩和呼吸法之外还有很多可以度过阵痛的方法。

你可以不断地变化，采取最适合自己的方式。

叫出声或大声说话：很多有分娩经验的妈妈们都告诉年轻的临产孕妈妈，在分娩的时候千万不能大声地喊："疼啊、疼啊。"

因为这样会让医生觉得很烦。其实，不要怕打扰周围的人，发出声音会让自己感觉非常的舒服，而且大声叫出来之后会让自己变得非常的冷静。

抓住点什么：有很多人在痛的时候想要抓住一些东西。手边可以选择放置毛巾、布偶、布袋、高尔夫球等一些容易握住的东西。

其实最好的就是能够握住自己丈夫的手，这样心里会感到非常的踏实，也会感到最亲近的人在为自己加油。分娩的时候要寻找容易用手握住的东西。

要润湿嗓子和嘴唇：阵痛的时候，会出很多汗，一拼命呼吸就会感到嗓子干。阵痛期间要常润嗓子，同时，为了不引起脱水症，不要忘记补充水分。

可是注意不要喝甜的东西，这样不仅不能解渴还会引起心情变坏，可以喝些白开水。很多人为了防止嘴唇变干，在嘴唇上涂些唇膏，这也是可以的。

用香气使心情放松：将自己喜欢的香气，滴在毛巾上或放在身边，可以舒缓心情。将拧干的毛巾滴几滴柠檬，会使脸色变好，心情放轻松。如果讨厌香气就不要用，那样反而会影响心情。

总之要选择自己喜欢的香气或者是精油来使自己的心情愉快。

准备自己的护身符：腹中的超声波照片，将腹中胎儿的超声波照片带在身边，看胎儿的超声波照片，会有一种期待感，可以让你产生巨大的动力使你坚持下去。

家人的照片，可把新婚旅行时的照片或者是和丈夫在一起的照片带在身上，疼痛的时候攥在手里，这样会让你有勇气。因为没有什么能比家里人的安慰更能让你鼓起勇气了。

坚信自己，鼓励自己：比如，"我一定能成功"。不断地给自己打气，心中回忆和丈夫的甜蜜生活，想想丈夫对自己的好，下定决心一定要为他将宝宝生下来。

不断地告诉自己，虽然很疼，但是阵痛最长的时间不过也就是一分钟而已，坚持就是胜利！

宝宝也在和自己一起努力啊，应该让他很有精神地出生，呼吸外边的新鲜空气。一这样想就会非常地有动力，一定要坚持住。

将阵痛变为分娩的动力

胎儿的产出要借助阵痛的力量，一动不动地躺着，是很被动的做法，可以动脑筋选择一些姿势来帮助推进分娩。

将阵痛很好地利用起来，更好地成为分娩的动力。

可以不断变换姿势，不能完全躺着，尝试着自己最舒服的姿势，比如正坐、盘腿等。

动一动可以促进分娩，即使非常痛的时候也不要忘了动一下。

阵痛的间隙期间，不要动，这个时候是胎儿休息的时间，不要着急，自然等待阵痛变强。

利用重力对付阵痛

分娩是每一个健康的女人具备的自然能力，可以借助自然的力量帮助分娩。

比如借助重力就很有效果，等待分娩的过程中，站立，坐在椅子上，蹲着，挺起上身的姿势等都能推进子宫收缩和胎儿出生，孕妈妈的姿势在方向上如果和重力的方向相同就会非常省力。

也可以在能活动的范围内做走路、下蹲、扭腰等，横躺、仰卧等姿势不会压迫子宫血管，反而会增加血流量来促进阵痛。走路有促进分娩的效果。在产院散步，试着唱歌，在待产室里来回走可以恢复精神。所有这些比起一动不动的姿势都会更舒服。

阵痛加剧之后减轻阵痛方式

为了顺利地产下宝宝，孕妈妈们应该及时地让自己的身体动起来。

具体的操作方法	
盘腿坐能帮助打开关节	两脚相对，双手放在膝盖上，不仅可以缓解阵痛，还可以打开骨关节，使胎儿顺利产下
抱住椅子的靠背坐着	像骑马一样坐在椅子上，两腿分开，双手抱住靠背，低头。如果医院有能摇晃的椅子，前后摇动，可以缓解疼痛
抱住丈夫	让丈夫抱住自己。坐在自己的脚上，双手抱住丈夫的头。最好是对你很重要的人，这样可以放松心情
反复蹲下	双脚打开可以使骨关节打开，重复站立和蹲下的动作，调节呼吸缓解阵痛。这个动作推荐在阵痛不太强的时候和同伴一起做会很放心，还可以调节心情。对于肚子很大的孕妈妈来说，因为很疲劳，不要轻易做此动作，要在同伴的陪伴下慢慢地起立、蹲下和同伴面对面站着，双手互相搭肩，一边支撑着对方一边起立蹲下，膝盖一边向外开一边重复着下蹲、起立的动作。扶着椅子的靠背也可以做
扭腰动作	慢慢地扭腰可以促进分娩、缓解阵痛。另外阵痛变强之后，这个方法是度过阵痛的要领。两脚分开与肩同宽，一边深呼吸、闭上眼睛，一边唱歌，同时前后左右大幅度地慢慢扭腰
暖水泡脚	身体因为血液流通缓慢而变得冰凉，加剧了疼痛感。想办法使脚变暖，可以用温水泡脚或者穿上保暖的鞋子，促进血液流通，从而促进阵痛，减轻疼痛感
补充能量	忍受身体疼痛的时候会消耗一些体能，可以利用阵痛的间歇补充能量，但是切忌吃冷的或者油腻的食物，也不可过多地进食。可以吃些容易消化的食物或者是喝一些能补充能量的饮料

● 见 红

见红到底是什么样

胎儿在腹部有了动静，想要挣扎着脱离母体，包裹着胎儿的羊膜摩擦着子宫的内壁（特别是胎儿头部的位置是很容易出血的区域），摩擦会导致子宫内壁破裂出血，这就是人们常说的“见红”。这个时候出的血是有黏性的，很容易和非正常出血区别出来。

一般颜色是红色或者是桃红色。流出后一小段时间会呈现出茶褐色和黑红色。附着在内裤上与月经非常相近，但因人而异。在分娩过程中，阵痛和见红是不可避免的。

见红和一般的出血是不同的，它混合着血液，临产的孕妈妈看到血心跳马上就会加速，情绪也会很紧张。请尽量保持沉着，无论什么时候见红都会有阵痛伴随而来，所以要尽快地联系家里人或者附近医院。

见红是不是要分娩了

每个人的生理情况不同，见红只是阵痛将要开始的征兆，在4～5天内才会分娩。产前见红还没有来的人，外出的时候一定要准备好卫生巾。特别是第一次分娩的孕妈妈，见红后不会马上就分娩的，所以要耐心地等待。

很多孕妈妈认为见红了就会马上阵痛，因为精神紧张把注意力完全地集中在这个上面，导致失眠，由于睡眠不足而造成身体的疲劳会导致体力的下降，没有精神头儿，这样对于分娩是十分不利的。

要保持好的心情，积极地、耐心地等待，正常进食，保证睡眠，保持体力。

下面列出了简单的图示，向你解释分娩前由见红到破水的过程及注意事项。

见红时候的情况

1	与月经相似
2	少量的黏稠状
3	颜色像月经周期快要结束的时候
4	血液会分两次流出

见红与破水：一旦见红会自然破水，可以说“见红→破水→阵痛”是分娩一个完整的过程。

见红与阵痛：不是见红了马上就分娩了，见红之后要1～2天后才会分娩，有的人要4～5天。

出血和见红的区分方法：孕妇出血后，在1～2天内没有什么新的情况，就不用过分担心，这是不要紧的。

如果出血不能止住，并且在出血的时候伴随着疼痛，就不是见红。出血后如果自己不能判断，就要马上和医院联系。

是否能马上止住	出血后1～2天内还没有停止，就要尽早去医院做检查，看是否是由于其他的原因引起的
出血量是否很多	如果比月经3/4出血量多，并且用卫生巾的量比平时多的话，就要马上和医院联系
是否是黏糊糊的状态	见红时流出的血混合着黏液，而出血不混合黏液
是否疼痛	如果疼痛十分强烈，可能有特殊情况，马上去医院检查，如果不能动的时候要叫救护车

● 破 水

破水的种类

破水就是包裹胎儿的子宫内羊膜破裂后，羊水从阴道流出。破水是引起分娩的必要条件。

前期破水：是指没有任何预兆，羊水就像尿液一样流出来。前期破水的时候应预防发生下列并发症：脐带脱出、感染发炎、胎盘剖离、早产。其中脐带脱出最危险，但发生的概率只有0.3%～0.6%。

高位破水：由于破水羊膜的破裂位置高，出来的羊水量也少。距子宫口较远的破水就是“高位破水”。

因为接近子宫底部的地方破了，只有少量的羊水流出，流出的一瞬间和尿液是很难区分的。

和尿液不同的是孕妈妈无法自己控制羊水排出。如果感到“有什么东西”排出来了，就要尽早地检查。

子宫口处的羊膜破了，流出的羊水量会很多，但是并不会完全地流出，胎盘中的胎儿所在的环境也不会立刻变干，所以不需要紧张，保持冷静是最好的选择。

区分羊水和尿液

压迫肛门：破水量多的时候很容易区分羊水和尿液，如果不能分辨，就用力地去压迫肛门附近，能够停止的就是尿液，不能够停止的就是羊水。

身体动静：身体静止，羊水会停止流出；身体动起来，羊水也会流出，因此可以收缩阴道，收缩后可以停止的就是尿液。颜色：羊水的颜色是透明的，混合着见红，呈现出粉色；羊水有时混合着绿色。产生绿色的原因是胎便（胎儿的大便）随着羊水一起流出，这说明胎儿很可能窒息，非常危险，必须马上与医院联系。正常的羊水是无色透明的，混合着少量血液变成淡粉色。

味道：尿液有一种氨水的臭味，羊水没有这种味道。

破水后的清洗

了解了破水的概念之后，首先最应该做的就是用纸巾或者干净的毛巾来擦拭。为了防止感染，要尽快地去医院。同时，为了防止羊水的外露脐带脱垂，可以躺下来，用枕头将腰部垫高，家人要用车把孕妈妈送到医院。如果羊水还没有破的话，即使家离医院非常近也不能一个人走过去。

用纸巾擦拭：可以用夜用型吸收量非常好的卫生巾擦拭，破水之前要多准备一些。

用毛巾擦拭：当身边没有纸巾的时候，可以选择用毛巾擦拭，但是为了防止感染一定要用干净的毛巾。

用浴巾围住腰部：如果羊水量很大，身体稍微一动就流出好多，这时纸巾和卫生巾都不够用，在身体移动的时候可以用毛巾，尽量静止下来，同时用浴巾裹住腰部。

破水后不要做的事情

破水之后的子宫位置非常低，容易受到细菌感染，从而影响胎儿，如果羊水很少，胎儿还很容易压迫到子宫，会非常的疼。

不许洗澡：为了防止细菌感染胎儿，不要入浴，直接去医院。

不要走动：身体的移动会使羊水不

断地涌出，去产院的时候尽量不要走动，即使你所在的位置离产院非常的近也要用车送过去。

破水后要做的事情

保持清洁：用纸巾、干毛巾清洁流出来的羊水，量多的时候用浴巾缠住腰部，以免弄脏别的衣物。联系医院：破水即使在夜间发生，也要及时地和医院取得联系，说明自己的情况之后，遵照医生的嘱咐，采取措施，当医生断定让自己去医院时，才可以在家人的帮助下去医院。

在电话中要讲清楚的事情：妊娠的时间有无阵痛、阵痛间隔破水的情况、颜色有无血丝并问医生这个时刻应该怎么做。不要慌乱：乱中容易出错，一定要告诉自己，“破水是分娩必须经历过程之一，我一定能行”，每个人的情况是不一样的，在什么时间破水，因人而异，因此不用慌张。

分娩前需要做的检查

在经历过了阵痛、见红、破水之后，还需要再耐心地等待一段时间才能够分娩。如果是初次分娩的孕妈妈大概要经历10多个小时，非初次分娩的孕妈妈大概要经历5个小时。

● 克服阵痛接受检查

进入产院之后首先要办理入院手续，医院在白天、双休日、夜间手续办理的方法是不同的，通常入院的手续要写入院申请书等必要的记录，可是在诊疗时间之外，如果阵痛十分强烈，可以先分娩后办手续，但是都要有孕妈妈家属签字，同意在医院分娩。

● 检查之后确定是否临产

入院后要做几项检查，是否有妊娠期高血压症、胎位不正等症状发生。

医生还会对孕妈妈的体温、血压、脉搏、体重、腰围，还有尿检、血糖、蛋白含量、子宫口开合情况进行全面检查。

医生还会问一些相关的问题，如“阵痛什么时候开始的”、“是否有见红和破水”、“胎动如何”，通过这些掌握孕妈妈将要分娩的进程。检查的顺序为：

问诊、内诊调查

确定子宫口开合情况，有无破水，阵痛开始时孕妈妈的情况，是否有见红。

体温、脉搏、血压检查

严格检查血压，确定是否有妊娠期高血压症。

胎儿监测仪监测胎儿的状态

利用胎儿监测仪可以检测到胎儿的心跳、分娩的进展情况。

尿液检查、体重测量

对尿液的检查可以得知体内糖、蛋白质含量是否正常。此外还能查出是否有水肿等疾病。

● 去待产室前接受检查

阵痛可以分为两种，一种是宫缩强烈有规则，子宫口慢慢打开，直接进入待产室。

另一种是宫缩很微弱，子宫口打开，又破水的情况，要在产院进行观察。也有进入产院之后一直宫缩，但是还没有快要分娩，可以回家待一段的时间。

分娩进程很慢

如果子宫口还闭合得很紧，可以在家等待观察，在家中做运动。如果子宫口打开，并且伴有破水的情况，要直接去医院。

分娩进程逐渐推进

直接进入待产室，一般宫缩会持续30～40秒钟，其间会有8～10分钟的间隔，当子宫口打开4～5厘米的时候，可以进入产房分娩。注意阵痛开始，来到医院了，但是子宫口闭合很紧。应根据自己家和医院的距离判断，如果很近，而自己还没有破水，可以回家休息。

掌握正确的分娩呼吸法

● 深呼吸是最基本的方法

为了给胎儿输送新鲜空气，分娩的时候以吐气为中心，阵痛前后平均进行两次深呼吸。

分娩时候的呼吸法有好几种。最基本的是“腹式呼吸”和“集中精力吐气”。

体育运动中呼吸的调节是很重要的，吸气的时候身体紧张，吐气的时候能让人放松。

体力耗竭的时候可以慢慢地呼吸来放松身体。

分娩时吸气是没有意识的，但是可以在吐气的时候尽量地集中精力。

吸气的时候，可以不用肺呼吸，可以用肚子鼓起的腹式呼吸方法，体力消耗的时候用嘴呼吸，慢慢地长长地吐气。

最好能够在妊娠的过程中反复地练习，在分娩过程中就会形成很自然的吐气条件反射。

长长地慢慢地呼吸

大口大口地呼气吸气，会非常快地消耗体力。所以分娩时的呼吸要注意慢慢地进行，要收拢嘴，慢慢地长长地呼气才可以节省体力。

肚子不用力

最能让自己舒服的做法是吐气的时候不用力。伸展的时候，一边呼吸，一边使身体变软。练习的时候要试着体验那种感觉。可以将手放在胸和肚子上，尽量慢慢地进行深呼吸。

● 过度换气综合征

分娩的时候，阵痛给孕妈妈带来的痛苦、不安和紧张，会使有些孕妈妈在无意识的时候拼命地呼吸。

于是孕妈妈的手脚就会变麻，头脑就会嗡的一声，这种症状被称为“过度换气症候群”（呼吸过头）。

它是由于增加呼吸的次数，体内过于富集氧气，而二氧化碳减少引起的，这会引起呼吸的停止。

不用担心胎儿会有危险，不要焦急。当自己的手脚发麻，就要告诉身边的助产士和护士，用自己的手将塑料袋放在嘴边，增加吸入二氧化碳的量，自己调节呼吸，这之后感觉会好转许多。

分娩的最佳用力时机

● 掌握最佳的用力时机

随着分娩时间的推进，什么时候用力？什么时候不用力？怎么解决这个时期身体上和心理上的疑问呢？其实最好的用力时机就是自己感觉舒服的时候。

子宫口的样子

因为产道细长，胎儿要出生的时候要改变头的方向，一边对着妈妈的后背一边出生。子宫口完全打开的时候就可以用力。

自然地用力

子宫口打开6～8厘米的时候，就会产出胎儿的头。分娩时的用力和平常排便的时候相同。先产下胎儿的头，压迫子宫口的时候就会感觉要用力。

在子宫口完全打开之前，被强烈压迫的子宫口会水肿，子宫口的打开就会变得困难，被压迫的胎儿也会很痛苦。

在很短的时间内（1～2分钟）会有相当强的疼痛感，这个时候对孕妈妈来说是最辛苦的，直到子宫口完全打开的时候。

这个时候还不能够用力，用呼吸法和按摩法来让身体得到放松，努力地坚持。

● 还不能用力的原因

子宫口稍微被胎儿的头压迫，内子宫口和外子宫口之间长度变短，打开就缓慢。

阻碍子宫口地张开

可是当子宫口还没有全打开的时候用力，子宫口的入口部分被压迫着而水肿，子宫口如果过于狭窄相反地会难以打开。

如果这样，分娩的时间就会增长，胎儿和妈妈的负担都会很重。

导致会阴部分出血

胎儿的头出来得会很慢。当感到强烈阵痛的时候就用力，这时会阴部会变软，向前延伸，胎儿的头伸出来的时候会阴部会裂开。

可能引起严重的会阴裂伤，产后的很长一段时间还是会感觉疼，很辛苦。

宝宝的头部会受到压力

胎儿在阵痛的时候会受到压力，子宫口没有完全打开的时候，妈妈要用很强的力，压迫狭窄的产道，胎儿就会很痛苦。

所以子宫口还没有完全打开的时候，进行腹压，会增加子宫的负担，同时胎儿也得不到充足的氧气和营养。

所以这个时候为了自己的健康和宝宝的顺利产出，还不能用力。

● 控制用力时机和要领

想要用力，却不能用力，这个时候是很辛苦的，要明白用力的要领，才能更加轻松。

● 按压臀部以缓解疼痛

用自己的脚跟按压：即使没有球也不要紧，在地板上铺上垫子，跪着或者半跪在上面，用自己的脚跟按压肛门附近。

另外，也可以用自己的拳头按压臀部。

用网球按压：将网球按压在臀部下面，并坐在上面。臀部受到强烈的压迫会很舒服，容易用力。

有过分娩经验的妈妈们好多都说“网球是必需品”呢。

可以压迫肛门周围：缓解疼痛有效的方法是用工具按压肛门周围。按压痛的部分再加上按摩会使孕妈妈心情变好，按压臀部周围的时候出现“好像要出来了可是还没有出来”的感觉。

护士也可能会使用手或者网球按压臀部。

借助外力强烈的按压：拜托助产士用拳头、手腕下部的力按压臀部下面，这就不容易使孕妈妈感到疲劳。

借助重力分娩

分娩的进行可以借助于重力。可以用站姿或者上半身起立的坐姿，利用和重力相同的方向有利于分娩。

分娩的姿势：分娩时能用上力气是很重要的，所以应该侧身躺着，一只腿前屈，中间夹着一个枕头或者靠背，这样就容易用力。

胸膝位：双腿分开跪在地板上，上半身前倾，臀部向上翘起，这样可以缓和阵痛。也可以缓缓地产下胎儿，防止会阴裂伤。

使用呼吸法，想方设法消除疼痛：推荐几种呼吸法。集中呼吸法不是强烈用力的呼吸，而是在一个瞬间用力，让自己很舒服的呼吸。

分娩呼吸法

● 腹式呼吸法

腹式呼吸法就是吸气时使腹部鼓起，呼气后，又恢复原状的呼吸法。适合于第一产程阵痛开始之时。通过使腹部紧张，压制子宫收缩感，缓和阵痛引起的疼痛，同时也有助于缓解全身的紧张，防止体力的消耗。

平时就练习这个呼吸法可以防治怀孕期间常见的便秘。但不可过于频繁地练习，因为是深呼吸，所以一般以一次练习4～5遍为基准。练习过多，会引起头晕。

呼吸方法：以3秒一次为节奏，吸气使下腹鼓起，然后呼气，同时腹部恢复原状。即吸气3秒，呼气也是在3秒内完成。腹式呼吸法只适用于阵痛发生的情况，当阵痛消失时应侧躺休息。

● 胸式呼吸法

胸式呼吸法也是在第一产程实行的动作。到了怀孕后期，就会很自然地用到胸式呼吸法。这种呼吸法使孕妈妈和胎儿获得足够的氧气。

呼吸方法：仰面躺下，两腿膝盖稍微蜷屈，把手放在胸上，从鼻孔慢慢吸气，然后由口中慢慢呼出，和深呼吸是同一道理，可以用手来感觉胸的上下起伏。

分娩姿势

● 仰卧

方式：孕妈妈平躺在床上，两腿张开抬高，目前多采用此种分娩姿势；可依孕妈妈需求，调整床头的倾斜高度。在产科历史上，仰卧分娩并不是主要体位。

这种姿势虽可以帮助胎儿转换胎位，便于分娩，但不能够充分利用重力作用，使得孕妈妈外阴部容易发生撕裂。

优点：对产科处理（如：真空吸引）及新生儿处理方便，适合医务人员的需要。

缺点：仰卧时增大的子宫会压迫到静脉，使得流回心脏的血量减少，可能引发胎儿窘迫和产后出血增多。

采仰卧分娩使得骨盆的可塑性受到

限制，产道较狭窄，增加难产的机会。

胎儿的重力失去原有的作用，导致产程延长，容易使孕妈妈乏力。

侧躺式

方式： 侧向躺着，蜷缩背部，准爸爸可以帮忙把产妇的一只脚抬起。这种姿势所受重力作用虽然不大，但对于产妇来说是一种比较舒服的姿势。

优点： 能使会阴放松，减少静脉受压，以及防止仰卧可能引发的胎儿窘迫和产后出血增多。

缺点： 若采用此方式分娩，对医护人员（接生者）而言，操作较为不便。

站立式

方式： 产妇直立站着，可有人搀扶或手抓握栏杆等。

优点： 直立姿势可以充分利用重力的作用，先露部直接压迫子宫下段的宫颈部，可反射地使子宫收缩强而有力，有效地缩短第二产程。

胎儿重力与产道方向一致，宫缩能使胎头在产道中旋转得顺利。

产妇若采蹲式分娩，产道宽度会最大，与仰卧式相较，产道横断面的面积可增加30%。

缺点： 这个姿势产妇会比较累，但累的时候可以改变姿势。

产妇久坐后，会阴部容易发生水肿。

有急产倾向及进程较快的产妇不应采取站立式分娩。

蹲坐式

采用这种方式的产妇可以凭借任何的支撑，或蹲或坐。

跪姿

类似前文提及的前倾跪式，也可以改变成许多不同的姿势。

双手伸直，与膝盖放在同一平面上，将身体撑平。

将上半身那一侧的身体垫得较高，可稍微运用到重力作用。

上半身趴在床或椅子上，采高跪姿。跪在床上，上半身直立与陪产者拥抱。

蹲姿

可以采用半蹲的姿势，并由陪产者搀扶。

可完全蹲下，但陪产者也须以跪姿协助支撑。

分娩过程随时可改变姿势

分娩是一件很自然的事情，就像吃饭一样，每个人吃饭的习惯也会不同，同样分娩的状况也因人而异，而分娩姿势理所当然每个人都可以不一样。但是目前因为医院所提供的环境，多以仰卧分娩为主，使得许多妈妈并不了解，其实，分娩的每一刻都是可以随时改变姿势的。

姿势任选，用力点相同

分娩时到底要用哪一个姿势呢？分娩时医生会在旁协助，提供建议，但是哪一个姿势可以较好地舒缓分娩时的疼痛感，只有孕妈妈自己最清楚，除非孕妈妈有特殊并发症，需限制其分娩姿势，否则都会尊重孕妈妈的感受。但是医生提醒妈妈，无论采取哪一种分娩姿势，其用力的方式都是一样的，并不会因为姿势改变而有所不同。

分娩的具体流程

● 子宫颈开口情况

孕妈妈在宫口开大23厘米时，由护士护送入产房，助产士接收孕妈妈后，检查宫口开大情况，听胎心率，做胎心监护。

如胎心监护正常，则在待产室待产，助产人员定时进行胎心率检查、检查了解宫颈口开大情况（一般情况宫口开大3厘米前每4小时检查一次，开大3厘米后每2小时检查一次，可根据情况适当调整）及胎头下降情况。

● 子宫口张开时的感觉

子宫口最大能够打开到10厘米左右，但这个过程中是因人而异的。

一般是刚开始的时候较慢，之后速度会加快。第一次分娩的时候，从阵痛算起，整个的分娩过程需要8～10个小时。

子宫口在打开4厘米的时候已经打开一半了，这个时候是最需要时间的。

在这之后阵痛变强，到6厘米后会快速打开，特别是8～10厘米时全部打开的时间很短。

分娩开始

阵痛间隔为5～10分钟。

不会感觉到很疼，子宫有规则的收缩，子宫口稍微打开。

最需要时间的一段

阵痛间隔为4～5分钟。

强烈地感觉到子宫的收缩，也是最花费时间的时候，到这时子宫口打开一半。

想使劲却使不上劲

阵痛间隔为2～3分钟。

阵痛变得越来越强烈，这是最辛苦的时期，无论怎么使劲儿都感觉使不上劲儿，但是不能放弃，不管怎样都要坚持用力。

宝宝快要出生了

阵痛间隔为1分钟。

子宫口全部打开，从子宫口到阴道已经连成了一体，成为胎儿出生的通道，要保持用力，配合宝宝的出生，胜利就在眼前了。

● 胎头下降

正常从临产到子宫颈口开大3厘米平均需要8小时，从宫口开大3厘米到宫口开全需要4小时，宫口开全到胎儿娩出需要12小时，所以，娩出胎儿需要4～12小时。

胎头在这个过程中会不断地下降，平均每小时下降0.83厘米，如果通过观察超出以上界限，则为不正常，助产士就要报告医生，找到可能的原因，予以处理或观察，有时可能要改为剖宫产。

只要在此范畴内，孕妈妈不要太着急，调整好自己的情绪和呼吸，以利于顺产。

因为精神心理因素也是导致难产的第四个重要因素，长时间处于焦虑、不安和恐惧的精神心理状态，会导致宫缩乏力、胎儿窘迫等。

剖宫产全过程

期待已久的日子终于到来，小宝宝就要呱呱坠地了，但仍不免对即将面临的手术感到忧心，在此要熟悉一下手术当天及剖宫产的流程。

剖宫产

经腹部切开子宫，将胎儿取出来的分娩方式，称为剖宫产。近年来剖宫产率一直居高不下。

其实，剖宫产是处理难产的主要手段，并非是最理想的分娩方式。

剖宫产前要做的准备

● 按照医生的说明签手术同意书

在手术以前必须要接受医生的说明，它是在孕妈妈和胎儿有危险时才用，如果有疑虑和不放心的地方务必要请教医生，之后在同意书上签字。

● 采血、做心电图、胸透

为了确保手术的安全性，进行剖宫产前要给孕妈妈进行全身性的检查。采血是检查孕妈妈是否贫血；检查肝功能是否正常；确定孕妈妈的血型；是否有其他血液疾病。

做心电图是为了检查孕妈妈是否患有妊娠合并心脏疾病，临床上这种病的患者并不少见。胸透的辐射对孕早期胎儿是有影响的，但是对孕晚期的胎儿基本没有影响，而且医生会用防辐射的衣服罩住孕妈妈的肚子。

● 打点滴

打点滴是手术前必需的程序，这样可以避免血糖突然降低导致孕妈妈昏迷。

● 在尿道中插入导尿管

手术前的准备全部完毕后，孕妈妈会被送进手术室。在手术过程中不能去厕所，所以要插入导尿管导尿。

剖宫产手术的切开方式

● 横向切开

因为沿着皮肤细胞横向切开，日后伤口不会很明显，但是由于医生的视野变得狭窄，所以需要较高水平的技术。

● 纵向切开

纵向切开虽然日后的伤口会比较明显，但是因为医生的视野比较宽阔，所以在紧急剖宫产等争取时间的情况下较多的采用。

● 剖宫产方式的选择

在医院里，也有不是自己决定剖开方式的情况，可能因为母婴的状况，只能选择纵向切开。之前采用剖宫产的孕妈妈，通常采用与以往或横向切开相同方向的切开方法。

● 剖宫产适合哪种情况

在妊娠后期，胎儿在子宫内会呈现头低位。

剖宫产手术适用于孕妈妈不能经阴道分娩，或阴道分娩危及孕妈妈或胎儿的安全时。剖宫产手术的主要适应症如下：

危及胎儿	
1	血氧含量降低
2	心率过低或过高
3	子宫异常。子宫过小、瘢痕子宫或子宫畸形
4	多胎妊娠
5	子宫颈异常。宫颈口过松，孕妈妈患活动期生殖器疱疹感染
6	胎盘及脐带异常。前置胎盘、胎盘早剥
7	发育异常

危及孕妇	
1	头盆不称（胎儿头过大，不能通过骨盆）
2	产程过长
3	胎位不正。臀位、横位
4	高龄产妇（年龄大于40岁）
5	孕妈妈处于危急状态（妊娠毒血症、先兆子痫、子痫、高血压）

真假分娩

孕妈妈如果能提前获得生产的相关资讯，包括什么是产兆？什么是危险征兆？何时到医院待产？待产中可能遇到的状况？那么当产兆真正开始时就能从容面对了。

●讯号产生生产装备启动

若出现待产讯号，表示可能再过几天就要分娩了，孕妈妈可以开始一些准备工作：确定生产方式（自然产或剖宫产）、待产医院，及产房联络电话。

先准备好住院相关证件（含身份证、母子保健手册），不要出远门。

事先咨询医院有关住院时应携带的妈妈或婴儿用品，并准备好。

随时和丈夫、家人或即将陪产者保持密切联系。

●身体待产讯号出现

孕妇怀孕37周或之后胎儿即算足月，在接近分娩前一两周，会有一些征兆产生，它意味着可能即将进入待产。

待产征兆：此时胎头下降至骨盆腔中，孕妈妈会感觉呼吸较平顺，容易吃得下东西。一般初孕妈妈会在生产前两周开始有这种感觉，经孕妈妈则不一定。不过胎头可能会压迫膀胱，孕妈妈会产生频尿。

见红：子宫收缩前或当中，阴道可能会流出一些混有黏液、呈现鲜红色或暗红色的血丝状分泌物，主要是子宫颈在变薄、变软中产生微血管破裂所致。一般出血量不会太多，不需立即住院待产；除非发生阴道大量出血，表示有其他危急事件，像是前置胎盘、胎盘早期剥离等，才需立即就医。

假性阵痛：要分娩的前几天，会出现不规则子宫收缩、下腹部疼痛的状况，一开始间隔时间可能是20分钟，之后越来越不规则，孕妈妈此时可以借助走路、休息减轻疼痛。这种疼痛不会造成子宫颈扩张，所以称为假性阵痛，表示它离真正分娩还有一段时间。

● 真正的住院分娩讯号

破水：由阴道涌出一股水，有如小便，无法控制地慢慢流出。可通过石蕊试纸测试或阴道检查确定。一旦破水，准妈妈可以使用干净护垫，并立即就医。

真性阵痛：是一种规则性的子宫收缩，休息或走路都无法减轻疼痛，其疼痛主要集中在背部及下腹部。

便意感：子宫收缩会造成胎头压迫孕妈妈的直肠，而出现强烈便意感，此时应到医院检查，切勿用力上厕所，否则可能将婴儿产到马桶里。

其他危险性症状包括不正常的大量出血、胎动减少或停止、剧烈腹痛、持续头痛、视力模糊、尿量明显减少、脸部及手部水肿，这些情况可能会危急母体及胎儿安全，要立即住院或中止妊娠，不能视为一般症状来处理，以免延误治疗。

● 早产，危险的分娩讯号

产兆在足月的孕妈妈身上，是正常的现象；若发生在未足月（指小于37周）的孕妈妈身上，会增加早产机会，导致早产儿产生。所以如果未足月的孕妇，发生早期子宫收缩、阴道出血或破水，需马上就医。

● 阵痛轻微易忽略

一般未足月的子宫不像足月的那么胀大，有可能只是感到频繁的收缩、肚子闷闷胀痛或近似痛经，不一定会有明显的阵痛，此时仍需到医院检查，决定是否需要住院安胎。有些迷糊的孕妈妈等到有明显的规则阵痛才来医院，结果子宫颈已经开到三四指快生了，就会发生早产情形。

剖宫产前应及时联系医院

● 剖宫产前与医生沟通

当有什么不明白的地方一定要去问医生，即使是很小的事情也要消除自己的疑虑。

这样不但可以和医生沟通自己的情况，还可稳定自己的情绪，安心接受手术。

● 阵痛时应马上联系医院

临产期过后就要进入正常分娩期，阵痛是有间隔期的，其间会有周期性的间隔，接下来痛还是会延续的。一旦阵痛的间隔在10分钟或者15分钟时就要马上去医院，因为张力的间隔缩短了，分娩就要接近了，孕妈妈需要及时检查。

如果阵痛发生仅有5～7分钟的间隔，这时就要立刻把孕妈妈送往医院，因为孕妈妈马上要分娩了。

硬膜外麻醉时，应及时与医生沟通

如果孕妈妈身体状况一切正常，只需要接受局部麻醉就可以了。局部麻醉分为基准麻醉和硬膜外麻醉。接受麻醉的时候让自己的身体侧卧蜷腿，医生会在你的腰部注射麻醉药。

但是孕妈妈这个时候的意识还是很清醒的，完全明白在自己的腹部将要进行剖宫产，而且剖宫产的过程中听觉、味觉都没有失去。

麻醉后自己的心情可能会受到影响，所以不要让自己把话都憋在心里，要及时和医生护士们沟通。

何时须进行剖宫产

有可能会发生没有预料到的事情，一旦发生这样的情况就需要掌握一定的孕产知识。

必须进行剖宫产的情况

很多人都想顺产，但由于各种没有料想到的原因必须进行剖宫产。

剖宫产和正常的外科手术差不多，要进行局部麻醉，分娩的过程中也是有意识的，能听到宝宝的哭声，看到宝宝的样子。手术的时间为30～60分钟。

另一方面，有时需要进行“紧急剖宫产”。在阵痛中或者进入分娩以后，如果是必须产出胎儿的情况，而不能进行顺产，这时就只能进行剖宫产。

遇到这个情况孕妈妈会很焦急，为了确保胎儿的安全而进行手术，此时必须要听医生的指导，冷静处理。

预定剖宫产的情况

1	多胞胎、胎儿过大或是胎儿的胎位不正，不能顺产的情况
2	头盆不称。胎儿头的直径大于孕妈妈骨盆内侧的直径（骨产道），这个现象叫做“头盆不称”。这个时候胎儿不能顺产，必须进行剖宫产。在怀孕37～38周的时候，可以用超声波检查判断胎儿头的大小和孕妈妈骨盆内侧的直径，如果怀疑胎儿头和骨盆不适合，还可以借助X射线检查分娩前的状态
3	胎盘前置：即胎盘覆盖了子宫口，或者胎盘附着在子宫口的情况
4	母子的健康状况都欠佳的情况
5	上次分娩也是剖宫产的情况

剖宫产时可能出现的情况

正常的胎儿方向

最初胎儿的下巴向胸前收，头横躺在骨盆里。为了迎合骨盘的方向来改变头的方向，骨盆一打开，胎儿只需扭转头的方向就能出来。

旋转异常

胎儿不能旋转降生的状态。分娩开始的时候，胎儿在狭小的产道里生存，下巴向里收在胎盘里蜷成圆形，自己能很好地调整改变头的方向，进行旋转。

可是由于某种原因胎儿不能进行回旋的时候就叫做“回旋异常”。

孕妈妈这个时候就要学猫等姿势，让胎儿进行方向修正，让其产出，分娩很长时间的或者是分娩无法进行的状态叫做“滞产”，应该进行剖宫产。

● 胎位不正

在骨盆中胎儿不能自行改变头的方向。

● 胎儿的头不能通过产道

胎儿头的直径大于孕妈妈骨盆内侧的直径（骨产道），这个现象叫做“头盆不称”。

这个时候胎儿不能顺产，必须进行剖宫产。

可以用超声波检查判断胎儿头的大小和孕妈妈骨盆内侧的直径，如果怀疑胎儿头和骨盆不适合的时候用X射线检查分娩前状态。

在怀孕37～38周时，按照预定剖宫产分娩。

● 胎儿宫内窘迫

由一些原因引起胎儿的心跳急剧降低。例如：“长时间反复收缩子宫使胎儿的体力下降”，“脐带被压迫导致胎儿缺少氧气和营养”，各种原因导致的胎儿“假死”、心跳降低等，这时应尽早地让胎儿出生。

产钳分娩

用产钳夹着胎儿头部的两侧，掌握好宝宝头部出来的时机就可以把宝宝取出来了，现在常常与吸引分娩合用。产钳是一种金属制的由两个压片组成的像夹子一样的器具，长20～30厘米，重1千克。

胎头吸引术

用胎头吸引器将胎儿吸出的方法叫做“胎头吸引术”。胎头吸引术是头位分娩时的阴道助产技术之一，是根据负压吸引的原理，通过正常的牵引协助胎儿娩出的手术，它有替代产钳牵引和回转胎头的作用。顺产如果花费了太长时间可以用紧急剖宫产代替。

上产床前的身体和心情

做好充分的产前准备，消除心中的紧张感，使孕妈妈更有信心。

胎儿临产前的样子

想知道胎儿临产前是什么样子的吗？下面就来看看吧。

● 胎儿的状态

子宫口接近打开的时候，孕妈妈应该从待产室移动到分娩室。一般分娩室和待产室不会太远。移动的时候要断断续续地走，移动的途中如果开始阵痛就要站立一会儿，大口呼吸让疼痛过去。因为有助产士帮助所以不用担心。在产床上，等子宫口变软，完全打开的时候，就要在助产士的带领下，用力、深呼吸。

一用力就看到了胎儿的头

在通过产道时，在骨盆出口外，胎儿面部对着妈妈的后背，耻骨的弧度正合适胎儿的后头部，就会很容易通过。胎儿渐渐地扬起下巴，翘起头，孕妈妈一用力，胎儿就能看见阴道口了。

即使不用力也能看到胎儿的头

胎儿的头通过骨盆，面部对着孕妈妈的后背。等阵痛消失的时候，胎儿的头就出来了。胎儿的头压住会阴，会阴像纸一样薄。

从肩到下边的身体容易出来

头部出来之后，接下来就是肩。胎儿在阴道内不能硬拉，90度的回转后胎儿身体向后翘，肩膀就自然出来了，之后即使不用力肚子和脚也能出来，这时你的宝宝就出生了。

胎儿的头骨会自动调整

孕妈妈分娩时，胎儿在通过产道的时候，一边回转，一边收起下巴，在努力地试图通过产道，很厉害。

胎儿的头骨很软，并且还会在通过产道的时候自动拼合，胎儿正是因为这样柔软的头盖骨，才得以避免因挤压而造成的永久性伤害，而顺利地把头钻出产道——这也是我们常常看到的新生儿是“尖脑袋”原因。

这种头盖骨的自动调整，会在几天后还原。同时在拼联的4块头骨之间还都留有缝隙，尤其以头前部的囟门缝隙最大，所以你会感觉此处柔软且凹凸不平，还会感到脉搏的跳动。

不过你不必担心，因为这里覆盖有厚厚的骨膜，可以帮助宝宝免受伤害。

在怀孕的过程中，肚子里的羊水，胎儿可以喝，也是营养的源泉。分娩时羊水也起到了很大的作用，在子宫口完全打开，胎儿从阴道产出的时候，起到了润滑剂的作用。

需要接受的医疗处置

在分娩之前要实行的医疗处置，对于孕妈妈会有不舒服的感觉。这些医疗处置并不一定必须实行，但为了分娩的安全，要做些必要的检查。不同的产院会有些小的差别，所以要在事前就要了解清楚。

静脉输液

进行分娩的时候，要确保血管没有异常。对孕妈妈进行输液，输入与体液相近的电解质。在紧急的时候也可以输入药液，所以要冷静确保血管路线顺畅。

按压法

胎儿不能产出的时候，医生会按压孕妈妈肚子靠上的位置，用按压法促进胎儿的产出。

会阴切开术

胎儿头还没有伸出来的时候，会阴部会变薄延伸。变薄的会阴如果被胎儿的头部撑得扩张而裂开，孕妈妈会很痛，缝合后也需要一段时间才能恢复。子宫还没有完全打开的时候，胎儿是不能产出的，会拖延分娩时间。这个时候就需要进行会阴切开术。特别是第一次分娩的孕妈妈，会阴的伸展性不是很好，实施会阴切开术的人很多。会阴切开手术能保证孕妈妈安全，减轻痛苦。

● 导　尿

如果孕妈妈阵痛变强，还不能上厕所，这时就需要用导尿管导出尿液。导尿时孕妈妈一般不会感觉疼痛。

● 备　皮

子宫口全开的时候在产床上，医生会剃掉孕妈妈会阴部和肛门附近毛发。因为毛发中和毛根处会有细菌，阴部在愈合的时候易造成感染，长的毛发在消毒的时候还很困难，所以要剪短。

趁着阵痛的间隙上产床

一进入分娩室首先看到的是产床，有些孕妈妈也许会感觉恐慌和紧张。其实大可不必，为了宝宝也应该要勇敢起来。

● 了解什么是产床

在大部分私立医院和综合医院，孕妈妈子宫口完全打开后就要上产床分娩。产床是类似于斜椅式的床，靠背可以自动升起、放下，产床的高度可以调节。

斜　椅

产床不光能平躺，还能让孕妈妈以半坐的姿势靠在产床上，根据分娩时的需要随时调整姿势，自动调节角度，也让孕妈妈本身没有负担。

握　紧

孕妈妈要用力的时候可以抓产床两侧的把手，产床两侧的把手就是为了方便孕妈妈用力设计的，牢牢抓住把手能增强腹部的力量，增加产力。

足蹬处

用力的时候有个脚蹬的台子是十分必要的。用力的时候脚蹬在台子上用力，可以增加腹部的力量，增加产力。

● 利用阵痛间隙去分娩室

子宫完全打开的时候，从待产室向分娩室移动，这个时候会有阵痛，阵痛的时候就停留在原地不要走动，待阵痛过去再向分娩室移动。

● 借助助产士的帮助移动

孕妈妈在从待产室到分娩室移动的过程中，不能自己一个人，需要在护士或者丈夫的帮助下进行，如果在移动的途中发生阵痛不要惊慌，要听从护士的指导。

● 还没躺稳时发生阵痛

刚躺在产床上还没躺好的时候，如果阵痛来临，进行和移动途中与分娩使用相同的呼吸法，以缓解阵痛。30～60秒阵痛就会过去。

产前记住一些用力要领

胎儿要出生得借助孕妈妈的分娩力。孕妈妈切记不要惊慌，在分娩前记住用力要领，分娩的时候听从医生的指导。

● 有节奏的用力

阵痛期间的呼吸要有节奏、慢慢地

进行，这样对缓解疼痛有一定的作用。在阵痛消失的时候用力是没有什么作用的，应该在阵痛的高峰期，顺着那个劲用力，胎儿比较容易产出。这个时候的阵痛持续50～60秒，在那之间的20～30秒用力是最理想的。即便在开始的时候不知道怎么用力也不要紧，要保持冷静，听从医生指导，在医生的帮助下分娩。

分娩时自然地用力

子宫口完全打开的时候，就会很自然的有种要用力的感觉，这时在医生的指导下用力，宝宝很自然地就产出了。

用力的要领是，用力的时候两脚要叉开，下颌要紧收，后背和腰要贴近床，用力的方式和大便的时候差不多。

保持冷静

虽然有强烈的阵痛，这个时候不要恐慌，按照医生的指示来做。即使这个时候丈夫在身边，还是要靠自己调节呼吸的方法来使自己冷静，要靠自己的力量来分娩。

● 向上用力

用容易用力的角度用力

分娩姿势多种，现在大部分医院采用的是躺在产床上，向上用力的“仰卧位”。

这种姿势便于监视分娩的进程，紧急的时候方便进行会阴切开术和吸引分娩术等处置方法。

但仰卧位时会导致子宫压迫大静脉，引起孕妈妈和胎儿的血液不通畅。克服这个缺点的是“半仰卧位”。

脚可以弯曲，背部仰起20～30度的姿势。肚子能用上力，不会影响血液流通，还可以观察会阴部的状态，被作为新的分娩姿势。

手和脚

用力的时候，双手要握紧，两腿叉开。大腿一旦合并，产道就会关闭，这时膝盖应向外侧倾倒。

臀　部

腹部用力的时候，阴道周围也有按压的感觉，类似于排便的感觉。

视　线

不要看着天花板，扬起下巴也不好，要收起下巴。视线要放在肚脐周围。用力时不要闭上眼睛，这样会用不上力。

从后背到腰

在疼痛的时候用力，后背很容易弯曲，这样不容易用上力气。即使很痛，后背和腰也要躺在产床上，不要弯曲。

● 横向用力

脚用力蹬是很必要的

侧卧位的时候，不像半卧位的时候好用脚蹬住使劲，侧卧位的时候很难用力，所以要蹬在墙壁或者其他坚硬的地方，才能用上力。

感觉后背变成圆形

侧卧位的时候，后背弯成圆形可以缓解疼痛。另外如果能让陪护的丈夫或者护士进行按摩，会特别舒服。

攥紧把手

和“半仰卧位”相同，握紧产床上的把手。握紧后支撑身体，容易用力。

● 侧卧位

“侧卧位”一般的是卧在左侧，子宫不会压迫大静脉，也不会引起母体血压下降，能给胎儿输送足够的营养和氧气。还能让会阴部放松，防止会阴部裂伤，向上用力呼吸都很舒服，也能减轻长时间阵痛带来的疲劳。缺点是胎儿头出来的时候必须支撑起一条腿。

向上举起一只脚

会阴部打开后必须向上举起一只脚。举起的膝盖弯曲，拉到胸前附近。这时要听从助产士的指导，才会有很舒服的姿势。

● 其他的分娩姿势

分娩时候的姿势除了半仰卧位和仰卧，还有膝盖跪地式、座位式、蹲式等多种姿势。

座位分娩

支起上半身，产道沿着重力的方向，容易用力，不会压迫大动脉，确保宝宝的血液流通，用座位用的产床支持后背是很重要的。

蹲位分娩

大腿压迫肚子有很强的分娩力，肚子中的宝宝一边回旋一边出生。相反的脚容易疲劳，如果分娩力过于强就会使会阴裂伤。

跪位分娩

双膝跪地，两腿分开的姿势，这种姿势分娩出的宝宝可以从后边直接接住，让丈夫抱住自己的后背，不仅能给安全感还能精神上放心。

宝宝的出生

做爸爸妈妈的在快乐激动的同时，更要注意对宝宝的照顾。

和新生儿面对面的时间

● 母婴的状态决定见面时间

宝宝出生以后，用最好的状态和宝宝面对面，加深母子的感情，这是最理想的状态。

但是，在有些时候，产院需要对新生儿进行各种各样的检查，一定要在数小时之后才能进行初次哺乳，所谓的亲吻也很少。

如果孕妈妈和新生儿的身体状况不允许的情况下，也要在母婴情况都稳定了之后才能见面。

如剖宫产的情况下，妈妈也需要进行产后的处理，虽然也会有产后的拥抱，但是不会一直让母婴待在一起。

如果产后妈妈不能马上和宝宝待在一起，在母婴双方的状况都变好的情况下，还是可以进行亲切的拥抱作为弥补。

● 给宝宝最好的关爱

克服了剧烈的阵痛，终于和宝宝见面了，这是很激动人心的瞬间。第一次的拥抱，妈妈和宝宝的肌肤紧紧地贴在一起，多么温馨的场面啊。

克服了剧烈的阵痛，终于和宝宝见面了，这是很激动人心的瞬间。第一次的拥抱，妈妈和宝宝的肌肤紧紧地贴在一起，多么温馨的场面啊。

和宝宝的肌肤接触

刚刚出生的宝宝，因为突然来到了与之前完全不同的世界，非常的胆怯和害怕。

由于新生儿的情绪很不安稳，所以在出生后不久进行肌肤的接触是很必要的，这就是给宝宝最好的关爱。而用毛巾和衣服隔着的作用远远不如上述的方式。

无论脐带是连着还是被剪断以后，都没有关系。当抱起宝宝的时候，进行着体温的传递，亲切地注视着宝宝的眼睛，仅仅这样，也能够传递妈妈的爱。让宝宝吮吸乳头，初乳即便不是出的很多也没有关系。

要让宝宝嗅到妈妈的体味，用舌头舔食乳头，让他记住妈妈乳汁的味道。

擦去胎儿身上的水滴

新生儿的身上如果有水分，在水分蒸发的时候，会导致体温下降。要将身上水滴擦干后再抱入怀中。

30分钟之内能够自然的哺乳

新生儿吮吸妈妈的乳头，有利于记住妈妈的气味，而对于妈妈而言，也能促进母乳的分泌，使得产后不久就可以进行哺乳喂养，也会使母乳喂食变得容易。

用妈妈的体温维持宝宝的体温

分娩刚刚完成的妈妈，身体会散发热量。肌肤的接触可以防止胎儿的体温下降。

新生儿身体测试和检查

新生儿在出生后1～5分钟内需要接受人生中第一次测试评分，这被称为阿普加评分。

主要是医生经过对新生儿总体情况的测定后，打出分数。

这次测试包括对新生儿的肤色、心率、反射应激性、肌肉张力及呼吸力、对刺激的反应等项进行测试，以此来检查新生儿是否适应了生活环境从子宫到外部世界的转变。

这个评分并不能预言新生儿长大后是否会健康，或者有多聪明，只是可以提示医务人员新生儿对子宫外面的新世界适应得如何，是否需要医生的帮助等。

然后，护士会给新生儿称体重、量身长，护士会用听诊器检查新生儿的心脏和肺部，给他测体温，并检查他是否有异常症状，如脊柱裂等。

护士还会再次测量新生儿的身长、体重和头围，然后给他洗个温水澡。

新生儿的第一声啼哭

新生儿的第一声啼哭很重要，这说明他小小的肺部已经开始工作了。产科医生会用器械吸新生儿的嘴巴和鼻腔，以清除残留在里面的黏液和羊水，从而确保鼻孔完全打开畅通地呼吸。

接着，护士用毯子把新生儿抱起来放在你身上，让你们亲近一会儿，如果你是剖宫产，护士会把新生儿抱起来给你看。然后，他们会把新生儿交给你丈夫。

如果新生儿早产或是出现呼吸困难，就会立刻被送入新生儿特护病房，接受检查。

如果新生儿体重超过5千克则要验血，因为过重的新生儿在出生后的几小时内有可能出现低血糖症。

觅食、吮吸和吞咽反射

当你用乳头或奶嘴轻触新生儿的脸颊时，他就会自动把头转向被触的一侧，并张嘴寻找。这种动作就是觅食反射。

每个新生儿出生时都具有吮吸反射，这是最基本的反射行为，这种反射使新生儿能够进食。将奶嘴放进新生儿口中，他就开始吮吸。吮吸运动极其强烈，甚至在乳头的吮吸刺激移开之后仍会继续很长时间。

吮吸的同时，新生儿天生会吞咽，这也是一种反射。吞咽行为可以帮助新生儿清理呼吸道。

握持反射

医生都会检查新生儿的握持反射。测试方式是把手指放在新生儿的手心，看看他的手指会不会自动握住医生的手指。

很多新生儿的反应都很强烈，紧紧攥住别人的手指。

这种反射一般在3～5个月消失。当你轻触他的脚底时，你会发现他的脚趾也蜷起来，好像要抓住什么东西似的，这样的反射将持续一年。

紧抱反射

也被称为“惊吓”反射或“莫罗氏反射”。将新生儿的衣服脱去，儿科医生会用一只手托起新生儿，另一只手托起他头的枕部，然后突然使新生儿的头及颈部稍向后倾，正常的新生儿会四肢外展、伸直，手指张开，好像在试图寻找可以附着的东西。

然后新生儿会缓缓地收回双臂，握紧拳头，膝盖蜷曲缩向小腹。新生儿身体的两侧应当同时做出同样的反应。如果新生儿突然听到巨大的声响，也会有这种反射。紧抱反射消失的时间是在新生儿两个月的时候。

行走反射

用双手托在新生儿腋下竖直抱起，使他的脚触及结实的表面，他会移动他的双腿做出走路或跨步动作。如果他的双腿轻触到硬物，他就会自动抬起一只脚做出向前跨步运动。这种反射会在1个月消失，与新生儿学走路没有关系。

爬行反射

当新生儿趴着的时候，会很自然地做出爬行姿势，撅起屁股，膝盖蜷在小腹下。这是因为他的双腿就像在子宫里面一样仍然朝向他的躯体蜷曲。当踢他的双腿时，他或许能够以不明确的爬行姿势慢慢挪动，实际上只是在小床上作轻微的向上移动。

一旦他的双腿不再屈曲且能躺平，这种反射即行消失，通常为两个月的时间。

检查新生儿的各项指标是否正常

在新生儿出生后24小时之内，医生会对新生儿身体进行检查。医生会把对新生儿的各种测量结果与你怀孕头几周内测得的数据进行比较，验证它们是否吻合。

头 部

新生儿头部一般都相对较大，由于受产道挤压可能会有些变形，好像不那么顺眼。他的头部一般呈椭圆形，像肿起来一样。这是由于胎儿在产道里受到压迫引起的。头胎或年龄大的妈妈所生的新生儿，头部呈现椭圆形更为明显。由于以后他能自然地长好，所以不必特别担心。

囟 门

胎儿一般在这个时期以不睡枕头为好。抚摸胎儿头顶时，会发现头顶上有一块没有骨头软乎乎的地方，这就是胎儿的囟门。囟门是头骨在通过产道时为了能变形而留下的空隙。这是因人而异的。头顶囟门呈菱形，大小约2厘米×2厘米，可以看到皮下软组织明显地跳动，是头骨尚未完全封闭形成的，要防止宝宝的囟门被碰撞到，可以用手轻轻地抚摸。

体温、呼吸

宝宝出生后8小时内的体温为36.8℃～37.2℃。这时的宝宝哭声不算大，呼吸每分钟40～50次。

胎儿出生时体温与母体相同，过一段时间后下降1℃～2℃，8小时后保持在36.8℃～37.2℃。呼吸每分钟为34～35次，脉搏每分钟为120～130次。

体重、四肢

正常新生儿的体重一般在2.5～4千克之间，身长在46～52厘米，头围34厘米，胸围比头围略小1～2厘米。

小 脸

宝宝的小脸看上去有些肿，眼皮厚厚的，鼻梁扁扁的，每个宝宝都好像是一样的。当天出生的胎儿眼睑发肿的较多，且有眼部分泌物，这是助产士为了预防风眼(淋菌性结膜炎)，使用了硝酸银水点眼而引起的反应。

如果用抗生素点眼，眼部分泌物就不会太多。

眼 睛

每个宝宝都是按照自己的节奏，睁开眼睛看世界的，有的宝宝雄心勃勃、非常急迫，有的宝宝则需要一些时间来适应。

很多人都注意到，宝宝刚来到这个世界的时候，通常会只睁开一只眼睛“扫视”周围，你千万别感到奇怪，这是宝宝最独特的方式。有些新生儿的一只或两只眼睛的眼白部位会有血点，面部会有些肿胀，这些很可能是分娩时由产道挤压造成的，几天后就会慢慢消退。

一般来说，剖宫产的宝宝就不会出现这些现象。

第三章

月子里新妈妈的身体变化

KEXUEZUOYUEZIYIBENTON

第1节 建立科学的月子观

产后为什么要坐月子

当你的宝宝呱呱坠地、发出第一声啼哭的时候，你的身份才真正变成了妈妈，也就是从这时候开始，你进入了人生的一个重要阶段——月子期。这期间，不仅要哺育好可爱的宝宝，还要调养好自己的身体。

女人一生中有三个特别的时期，少女初次月经来潮时、刚成为母亲在坐月子时以及“更年期”，如果善加利用，可以把体形和体质调养成你想要的样子。可见，坐月子是每一位妈妈的必修课，也是你人生健康的新起点。所以说，月子期过得如何，关系到两代人的身体健康和生命质量。

如何正确坐月子

从胎儿被分娩出到新妈妈身体的各个器官(除了乳腺之外)恢复到分娩前状态的一段时期，被人们称为“产褥期”。正常情况需要6周的时间，在这6周当中，生殖器官和乳房有很大的变化，正像上面所提到的全身的各个部位(内脏、神经、肌肉、骨骼等)都有很明显的改变，所以坐月子时期的保健非常重要。

坐月子是女性健康的一个重要转折点，可以说，如果将坐月子作为调养身体的最好时机，就可以彻底地去除身体的一切坏毛病，使身体更加健康，让女性朋友们更加美丽、富有魅力。但如果在坐月子中使用错误的方法调养身体，会加快女性身心的老化速度，体形走样、骨质疏松、身体钙质大量地流失，更令人担心的是更年期会提前到来。

东西方坐月子的差别

我们经常可以听到有过分娩经验的妈妈们谈论坐月子。很多妈妈认为自己身体落下的一些病根，都是在坐月子时引起的，比如风寒病、腰酸背疼、眼睛流眼泪、牙齿酸疼等，同时还要告诫新妈妈们坐月子的时候必须注意保养。

很奇怪的是，随着社会发展，文化交流也更加的广泛，可是却没有听说过外国女性也有坐月子的说法。大多数西方女性分娩后两三天，没有任何忌口，想吃什么就吃什么，想玩儿什么就玩儿什么，很多英国、美国接待女性分娩的医院，在新妈妈们产下胎儿之后隔3个小时，护士就会抱着胎儿来吃妈妈的奶，同时，依照每个妈妈不同的饮食习惯，护士们也会送来冰块、冰激凌、果汁等饮品，而中国妈妈们却只能喝小米粥。

如果是顺产，欧美妈妈们会在24小时离开医院，如果是剖宫产会稍微延迟一些时候回家。

而一回到家中，她们走亲访友，不需要特别的护理，特别是在起居和饮食方面没有任何的顾及。

而在我国，没有金钱实力的家庭要请妈妈或者是婆婆照顾，有金钱实力的家庭要请保姆，或者是去“月子中心”。凡此种种，都产生了鲜明的对比。是不是中国妈妈们应该放弃坐月子时候的“千恩百宠”呢？

不管东方人还是西方人，女性怀孕期身体的调节和变化是相同的，生完胎儿都必须休养。只不过，西方人平日饮食注重高蛋白、高脂肪的肉类，平时运动多，身体强壮。

但是实际上，科学成果已经显示，很多西方女性步入中年之后，各种妇科疾病的患病概率明显比我国女性多得多，尤其是乳腺癌的比例。

所有这些都证明了，女人们产后恢复期的调解与保养虽然在大多数人的意识上没有更年期来得多，但是它的重要性却已经很明显了，坐月子的确可以影响到一个女人后半生的身心健康与寿命长短。

要想成就健康的身体、成就美满的家庭、成就高质量的人生，月子在每个女人的生命中都是非常重要的环节。

传统中的不良观念及危害

我国传统上认为新妈妈坐月子有很多讲究，比如有不洗发、不洗澡、不碰冷水、禁止性行为、不可吹风等禁忌。

这些禁忌中有些是没有必要的，如不洗发；有些甚至会对新妈妈的健康造成危害，如不洗澡，其实这样更容易引起细菌感染。其实这些研究中有很多的不科学因素，反而会对新妈妈的身体带来危害，这些是非常值得我们注意的。

传统上认为新妈妈月子期间怕冷、怕风，一旦产后受了“风寒”会留下月子病，长期治不好。

历史的经验是很多新妈妈在月子中不能洗发、洗澡，不能吹风，从头到脚总是穿裹得严严实实，天冷时更是房室门窗紧闭，火炉烧得暖暖的，身上穿戴得厚厚的，汗出多了老人又不让洗澡，皮肤表面的脱屑与汗液混合造成体表的污秽，加上恶露的污染，身上时常发出馊臭的气味，这些反而被认为是“坐月子”不可避免的现象。其实这样做是不对的。

采用哪种坐月子方式好

由家人照顾

这是中国最传统的坐月子方式，面对刚出世的宝宝，初为父母的你们俩难免会手足无措，不知道该如何照顾好宝宝以及如何恢复产后的身体，这时家里有经验的老人就显得非常的重要。因此，由妈妈或婆婆照顾月子，是大部分新妈妈的选择。

优 点	由家人照顾坐月子是最好的，自己的妈妈加上丈母娘。新妈妈在经历分娩后整个内分泌处于一个大调整的阶段，这时保持心情愉快对于新妈妈身体恢复和宝宝健康成长都非常重要
缺 点	有些老人的思想非常传统，总认为坐月子有很多禁忌，因此伺候月子的方法不太科学。而长辈对禁忌的坚持，加上对于带宝宝的观念不同，往往会在两代人之间造成矛盾和摩擦
费 用	除了日常开支，基本上不需要什么费用

请月嫂照顾

现在，越来越多的年轻父母选择花钱请个月嫂来照顾月子里的新妈妈。对新妈妈来说，月嫂可以为自己和宝宝提供24小时专业月子护理，解决了新妈妈的后顾之忧，让宝宝在月子里健康成长，而且养成良好的生活习惯，妈妈也得到了充分的休息和心灵沟通，避免出现产后抑郁症。

优 点	相比于家人照顾，月嫂的服务更专业。年轻的父母身边有一个专业人员为你提供指导，并分担护理工作，不仅可以帮助父母更快进入角色，而且对新妈妈身体恢复和宝宝健康成长都很有帮助
缺 点	价格有点贵
费 用	月嫂费用从4000多元到10000元不等，一般以28天为单位收费，级别越高收费越高

去月子中心

一些白领在医院分娩后，选择直接住进月子中心，让月子中心的医护人员来打理。

优 点	在月子中心，新妈妈有更多时间练习体形恢复体操，而且在饮食、生理、精神等各方面都得到专业的护理，能够在最短的时间里恢复最佳状态，及时投入工作
缺 点	在月子中心，很多新妈妈会完全把宝宝交给护士照顾，这样容易忽略自己和宝宝的情感交流
费 用	一个月的费用平均在8000～10000元，有些VIP病房的收费更在30000元以上，价格比较昂贵

第2节

产后的身体恢复

产后的常见症状

身体体温	产后24小时内，体温略有上升，但一般不超过38℃
产后疲劳	由于分娩劳累，新妈妈十分疲乏，在产后不久就需要睡觉
呼 吸	呼吸深而慢每分钟仅14～16次，产后腹压降低，膈肌下降，由妊娠期的胸式呼吸变为胸腹式呼吸
宫 缩	产后3天内因为子宫收缩而引起下腹部阵发性疼痛，在产后1～2天出现，持续2～3天后自然消失，多见于经孕妈妈
尿 多	妊娠后期体内潴留的水分经肾脏排泄。产后几天，特别是24小时内尿多。由于活动少，进食少，肠蠕动弱，而且汗多尿多，故常发生便秘

产后的身体变化

便秘

● 产后便秘的原因

1.由于产褥期胃肠功能减弱，肠蠕动慢，肠内物质在肠内停留时间长，使水分吸收造成大便干结。

2.经过妊娠腹部过度膨胀，使腹部肌肉和盆底组织松弛，排便力量减弱。

3.产后人体虚弱，排便力量减弱，所以产后经常有便秘现象。

4.饮食结构不合理，蔬菜、水果吃得少。

● 产后便秘的防治

1.注意饮食结构，要多吃含纤维的食物，如蔬菜、水果。

2.加强产后锻炼，不要产后1个月不下床，这样会使新陈代谢减慢，也容易引起便秘。要适当活动，坚持做产后保健操，养成定时排便的好习惯。

3.大便已秘结，无法排出体外时，可使用开塞露，待大便软化后就可以排出。

4.如果连续出现便秘可以服用缓泻剂。

产后腹痛

产后腹痛的发生，与产后子宫复旧、新妈妈身体功能状态失常密切相关。妊娠期，子宫蓄藏精血、阴液以养胎儿，并适应胎儿渐长而逐步膨大。到了足月时，瓜熟蒂落，胎儿、胎水、胎衣娩出，子宫开始恢复，并逐步收缩，排出残余的血浊液，排出时为用中医说法为“泻”，泻尽后转“藏”，在长时间藏的过程中，膨大的子宫必须通过较长时间的泻，才能达到缩复如旧，所以泻与藏之间亦维持相对平衡性，在分娩后较长时间泻的过程，极易出现不通与失养的状态，因而会出现腹痛的症状。

腋下肿块

有相当多的新妈妈在分娩后2～3天内，突然发现腋下长了肿块，疼痛难忍，对这种现象不要害怕，它不是正常的乳房组织，而是先天发育不良的乳房组织也称为副乳腺。由于平时没有乳汁分泌，所以一般人对它没有感觉，产后由于乳汁大量分泌，腋下的副乳由于乳汁淤积产生了胀痛感觉，才引起注意，发现腋下有肿块，这种肿块不需求医治疗，实在胀痛难受时，可服止痛片或局部热敷，疼痛就会消失，肿块也会逐渐消退。

腹部硬块

这种硬块是子宫。因为子宫在孕期变化很大，由孕前50克增加到妊娠足月时1000克，宫腔也由原来的只能容纳12～20克，增大至可容纳3000克的胎儿、1000～1500克重的羊水和500克重的胎盘。宝宝和胎盘娩出后，子宫体积很快缩小到原来大小，而且子宫收缩越好，就会变得越硬。这样，在松软的腹壁外就能明显地摸到。因此，新妈妈也可以在产后最初几小时内，经常按摩子宫，刺激它收缩，摸到宫体越硬越好。

阴道松弛

产后阴道松弛有很多原因，如分娩过程中引产造成的阴道损伤；多次分娩；产后缺乏运动；产褥期盲目减肥；不注意营养或者过于劳累进而导致盆腔肌肉群恢复不良等。阴道本身有一定的修复功能，产后出现的扩张现象3个月后即可恢复。但经过挤压撕裂，阴道中的肌肉受到损伤，其恢复需要更长的时间。另外，产后需要及时通过一些锻炼来加强弹性的恢复，促进阴道紧实。

出　汗

其实，女性在产后，除了感到异常疲乏，还常有多汗现象，这完全是一种生理现象，和女性特有的新陈代谢活动有密切关系，并非“虚”。

众所周知，女性怀孕之后，为了满足胎儿生长及发育的需求，母体的循环血量较怀孕前增加了1/3左右。同时，激素水平的升高、物质及能量代谢的增快，使大量的水分和钠盐滞留下来，以适应妊娠后的母体状态。但是，分娩之后，如同一个包袱落地，新妈妈的负担大为减轻。

因而代谢水平和内分泌活动显著

降低，肌体不再需要过多的循环血量，潴留的钠盐和水分就成多余的了，必须及时排出体外，这样才能减轻心脏的负担，有利于机体全面恢复。

人体排泄水和盐分主要通过3个途径：

经肾脏的过滤作用，形成尿液排出体外。

经肺的呼吸活动，从呼出的气体中以水蒸气的形式带走一部分。

通过汗腺由皮肤表面，以汗液的方式排出。

产后多汗

产后几天内，由于新妈妈皮肤排泄功能旺盛，排出大量汗液，尤其在夜间睡眠和初醒时更明显，这不属于病态，在产后1周内会自行好转。

产后血压

产后几天内，由于新妈妈皮肤排泄功能旺盛，排出大量汗液，尤其在夜间睡眠和初醒时更明显，这不属于病态，在产后1周内会自行好转。

产后高血压的原因

导致产后高血压的4个原因	
原发性高血压	新妈妈本身就易患高血压，妊娠诱发了妊高征，新妈妈分娩后就出现了原发性高血压
肾性高血压	如果新妈妈原来患有肾脏疾病，如肾炎或慢性肾盂肾炎。妊娠前未曾发现患有该病，或因病情轻未引起注意，妊娠后被激发出妊高征。对于这部分新妈妈来说，尽管妊娠终止了，但原有肾性高血压加重了，因此产后的高血压也不能降至正常
产期应用升压药物	妊高征的新妈妈如果在分娩时大出血，血压下降，医生使用了升压药物，使血管对这种药物及其他因素敏感性增加，就易导致产后高血压
神经系统激发性高血压	产后精神紧张、宝宝哭闹、劳累、睡眠不足或家庭纠纷、月子期间精神不愉快等因素都容易诱发产后高血压

产后高血压怎么办

如果新妈妈是上述第四种原因引发的产后高血压，多吃些蘑菇、木耳、银耳、西蓝花、韭菜、海鱼、核桃、海藻类等。

经过生活的调整和医生的治疗，是能够较快地恢复到正常的。如果是其他原因引起的产后高血压，则要入院进行仔细诊疗。

产后高血压的危害比较大，如果长期耽搁，就可能引发心、脑、肾等多器官的损害。

● 产后血压低怎么办

产后低血压的防治	
日常生活预防	锻炼身体，增强体质；早上起床时，应缓慢地改变体位，防止血压突然下降；晚上睡觉将头部垫高，可减轻低血压症状；经常淋浴以加速血液循环，或以冷水、温水交替洗脚
药物治疗	当日常治疗无效时，就必须给予药物治疗，缓解症状，减少严重并发症的危险
饮食治疗	加强营养，多食易消化蛋白色食物，如鸡、蛋、鱼、乳酪、牛奶等，多喝汤，多饮水，增加盐分摄入

产后检查的必要性

从医院的产房回到家中，伴随着新生命带给家庭的欢乐，初为人母的你心思全放在宝宝上，可是，新妈妈可别忘记了医生的叮嘱，应该再去医院做一次细致的产后检查，以便了解自己身体的恢复情况。专家建议，产后检查最好是在产后42～56天之间完成。

产后检查能发现隐患

很多女性能够对自己的产前检查、孕前检查给予十分科学的重视，而新妈妈的产后检查往往被人们忽视。

不少新妈妈认为，只要宝宝顺利生下来就没事了，其实不然，产后检查也十分重要。

产后检查能及时发现新妈妈的多种疾病，还能避免患病新妈妈对新生儿健康造成的影响，同时还能帮助新妈妈及时采取合适的避孕措施，尤其对怀孕期间有严重并发症的新妈妈更为重要。无论新妈妈是在家里，还是在医院，产后检查都必须请专业人员来做。

医生会问新妈妈一些问题，结合新妈妈的实际情况给她们做检查，以确定新妈妈产后的恢复状况，是否有感染（比如乳房或子宫是否有感染症状）、情绪如何等。

有关人员还会把这些情况记录下来，如分娩时是否使用产钳或吸引器，分娩方式是剖宫产，还是自然分娩，或者是否患有某种疾病，医生都会在查房时检查新妈妈的康复状况。

经过42天的产褥期休息和调养，如果新妈妈感到自己身体基本恢复了，那也就是接近坐月子的结束时间了。

检查项目缺一不可

产后检查的具体项目有很多，除了“全身一般情况检查”外，还有专业的妇产科检查。

首先是测量体重。如果发现体重增加过快，就应适当调整饮食，减少主食和糖类，增加含蛋白质和维生素较丰富的食物。

同时体重增加过快的应该坚持锻炼，体重较产前偏低的则应加强营养。不要一味地补充营养，这样会不科学地堆积脂肪。

其次是测量血压。如果血压尚未恢复正常，应该及时查明原因，对症治疗。

对于有产后并发症的新妈妈，比如患有肝病、心脏病、肾炎等症状的妈妈们，应该到内科检查。

对于怀孕期间有妊娠高血压综合征的新妈妈，则需要检查血和尿是否异常，检查血压是否仍在继续升高；如有异常，应积极治疗，以防转为慢性高血压。

另外，对于产后无奶或奶少的新妈妈，应请医生进行饮食指导，不能自己乱吃下奶食物，以防过补造成的危害。

而在妇产科检查方面，则需要检查盆腔器官，看子宫是否恢复正常、阴道分泌物的量和颜色是否正常、是否有子宫颈糜烂、会阴和阴道的裂伤或缝合口愈合情况等。

新生儿更需要产后检查

你可能阅读了大量的读物，已经知道了分娩之后要接受哪些治疗和检查。宝宝在出生后的48小时里也很忙碌，他也要接受一系列检查。

胎儿的情况是否正常，都必须经过产后检查才能够明确知道。

新妈妈身体恢复时间表

子宫什么时候可以恢复到原来的状态？伤口什么时候愈合？月经什么时候会再来？还有，什么时候才能穿上以前那条心爱的牛仔裤……在孕育宝宝的十个月以及分娩过程中，孕妈妈的身体发生了巨大的变化。

分娩过后，它将会怎样一步步恢复呢？下面就针对不同的方面，一一列出新妈妈产后身体恢复的时间表。

皮肤色素沉着

妊娠期是女性的一个特殊生理时期，此时女性的内分泌功能将发生一系列的改变，并波及皮肤组织。

如黑色素细胞会因受到雌激素刺激而增加，而孕激素也具有促使色素沉着的作用，因此妊娠后女性乳晕、腋窝、腹部、会阴、肛门、大腿内侧等部位皮肤色素明显加深。

并在颧、鼻、额、口周出现黄褐色或咖啡色斑点，或相互融合形成蝴蝶样，称为黄褐斑或蝴蝶斑。

这类色斑一般于分娩后6个月左右，随着体内激素水平的逐步恢复会逐渐变淡，甚至完全消退。

因此，只要好好保护自己的皮肤，在皮肤暴露部位适当涂抹防晒护肤品，以减轻紫外线的照射引起的损伤，多吃一些维生素C片或维生素C含量较丰富的食品，就可以达到抑制黑色素合成的作用。

子宫

分娩以后，随着胎盘的娩出，子宫也在缩小。但是，它还是需要大约6周的时间，才能完全收缩至最初的大小与重量。这个收缩的过程称为复旧。如果发现凝块很大，持续性地流失或极端地流失，或产生恶臭，则必须把这种情况告诉助产护士或医生。这意味着子宫内部受到了感染，应该接受治疗。

子宫恢复的时间	
宫体变化	产后第3周除胎盘附着部位以外的子宫内膜基本修复，胎盘附着部位的内膜修复约需至产后6周。子宫肌层的血管由于肌层收缩而被压缩变细，最终闭塞形成血栓后被机体吸收
宫颈变化	胎儿娩出后，宫颈表现为松软、充血、水肿、子宫壁很薄以至皱起如袖口，呈空腔状。产后2～3日宫口可容两指，产后1周后，充血、水肿消失，宫口关闭，宫颈管复原，产后4周左右宫颈恢复至孕前形态
子宫内膜重建	子宫内膜的重建很快，产后2～3天内，残留的蜕膜开始分化成两层，表层会坏死，随恶露排出。底蜕膜则为重建子宫内膜的来源，7～10天后就可以恢复接近未怀孕时的状态。除了胎盘所在处以外，完全的重建需要2～3周
子宫下段变化	产后几周内，被动扩张、拉长的子宫下段开始缩复，恢复至非孕时的子宫部位

乳房

由于分娩后雌激素、孕激素水平急剧下降，抑制了催乳激素抑制因子的释放，在催乳激素的作用下，经过大约24小时，乳房腺细胞开始分泌乳汁。此时便可给宝宝正常哺乳。有的新妈妈在产后第二天才分泌出量少色黄混浊的初乳，同时乳房逐渐膨胀，初乳增多。妈妈的乳汁来源于脏腑气血，气血旺盛则乳汁充足，气血虚弱则乳汁量少或无乳。因此，产后新妈妈应加强营养调理，多食富有营养的食物以便生气血，促进乳汁的分泌。

月经

产后月经的来潮与产后是否哺乳、哺乳时间的长短、新妈妈的年龄及卵巢功能的恢复能力有一定的关系。

一般说来，不哺乳者，新妈妈通常在产后6～10周月经复潮，平均在产后10周左右恢复排卵。

哺乳的新妈妈月经复潮延迟，有的在产褥期月经一直不来潮，平均在产后4～6个月恢复排卵，产后较晚恢复月经者，首次月经来潮前多有排卵，因此要做好避孕。

第四章

月子里轻松起居

XUEZUOYUEZIYIBENTONG

第1节 分娩后的护理

产后要好好休息

分娩之后看到自己的宝宝，不少新妈妈都会心花怒放，感到非常满足，紧接着由于分娩的疲倦，会不知不觉地睡意袭来，这时，你可闭目养神或打个盹儿，不要睡着了，因为要给宝宝喂第一次奶，医护人员还要做产后处理，顺产的新妈妈还要吃点儿东西。

积极预防产后出血

产后1小时你会出很多血，这是子宫里未排净的余血、黏液和其他组织。血量会逐渐减少，刚开始是暗红色的，然后会变成粉红色，最后会变成褐色。产后出血会持续6周的时间。一旦阴道有较多出血，应通知医生，查明原因，及时处理。

尽早让婴儿吮吸乳头

分娩后半小时就可以让婴儿吮吸乳头，这样可尽早建立催乳和排乳反射，促进乳汁分泌。同时，还有利于子宫收缩。哺乳时间以5～10分钟为宜。产后第一天可以每1～3小时哺乳一次，哺乳的时间和频率与婴儿的需求以及新妈妈感到奶胀的情况有关。产后第一天，新妈妈身体虚弱、伤口疼痛，可选用侧卧位哺乳。每次哺乳后应将新生儿抱起轻拍几下，以防吐奶。

注意会阴卫生

分娩时体力消耗大，产后疲乏，抵抗能力差，恶露多，若不注意会阴卫生，就易发生感染，引起生殖道和盆腔炎症，影响生殖器官康复会殃及新生儿，所以要及时更换无菌卫生纸或卫生巾，及时清洗会阴部，并注意科学清洗。产后24小时内，若有发热、会阴部或肛门下坠不适感及疼痛时，应请医生诊治，以防感染、血肿。

尽早开始活动

正常分娩后，经过适当休息后就可以下床活动了；即使是剖宫产的新妈妈，在手术后一天甚至是当天，也可以下床活动，不会影响伤口的愈合。除非有明确的医学原因必需卧床外，孕妇也需要运动。分娩时新妈妈付出很多体力，感到十分疲劳，的确需要很好休息，但长期卧床休息，不活动也有许多坏处。因此一般情况下，新妈妈无特殊情况，阴道分娩或剖宫产后24小时，都可起床下地活动了。

及早下床活动的好处	
1	促进子宫内积血排出，减少感染的发生
2	产后血流缓慢容易造成血栓形成，早下地活动可以促进血液循环，组织代谢，防止血栓形成，这对有心脏病及剖宫产的新妈妈尤为重要
3	早下地活动，可促进肠蠕动，排气早，防止肠粘连，这对剖宫产的新妈妈是很重要的；早下床活动有利于防止便秘、尿潴留的发生。有利于体力恢复，增加食欲，促进母乳产生及产后的营养吸收。产后所谓“坐月子”，并不是指要卧床休息1个月，而是要适当地休息加活动，才能更好地恢复

起床以后的活动量应当慢慢增加。起床的第一天，早晚各在床边坐半小时，第二天可以在房里走走，以后再逐渐增加活动范围与时间。一周后可适当地做些轻微的手、腿、腰部的摆动练习，并逐渐过渡到做床上操、塑形体操或广播体操。而俯卧撑、仰卧起坐等锻炼方法，对于减少腹部、腰部、臀部的脂肪积累具有明显的效果。值得一提的是，要注意避免一开始就锻炼时间过长，活动强度过大，以免适得其反，影响新妈妈身体康复。另外，产褥期间不宜站立过久，尽量少做蹲位练习动作，以防止子宫脱垂等疾病的发生。

尽早排尿

医生会鼓励新妈妈在产后4小时开始排尿。自然分娩的新妈妈，在分娩后4小时即可排尿。少数新妈妈排尿困难，发生尿潴留，其原因可能与膀胱长期受压及会阴部疼痛反射有关，所以要尽量鼓励新妈妈在产后起床小便。

正常情况下，新妈妈在分娩后2～4小时会排尿。由于利尿剂作用，在产后12～24小时排尿会增加。如果4小时后仍没有排尿，就必须请医护人员协助解决，因为尿液滞留会提高泌尿道感染的机会，而且胀满的膀胱也可能使子宫移位，影响子宫收缩，甚至造成产后出血。产后排尿不顺的原因主要有两种：一是因为膀胱、尿道因分娩而受伤、水肿，新妈妈无法感觉膀胱满了；另一个原因则是会阴伤口疼痛及腹内压减少，造成产后小便困难或有解不干净的感觉。

可以在床上坐起吃饭

很多新妈妈在产后第一天基本上是躺着度过的，这样可不好。其实，顺产新妈妈可以在产后6～8小时坐起来；剖宫产的新妈妈在术后24小时可以坐起。要多坐少睡，不能总躺在床上。躺在床上不仅不利于体力的恢复，还容易降低排尿的敏感度，还有可能阻碍尿液的排出，引起尿潴留，并可能导致血栓形成。

因此，如分娩顺利，产后可根据体力恢复情况下床，适当活动。产后24小时可以随意活动，但要避免长时间站立、久蹲或做重活，以防子宫脱垂。

尽量母婴同室

母婴同室是让母亲与婴儿一天24小时在一起，是建立母婴关系、培养母婴感情的良好开端。将新生儿放在母亲床旁的小床里，母与子的相互接触，为日后母子感情奠定了扎实的基础。

母婴同室的含义是要把正常分娩的新生儿，出生后尽快地送到母亲的床边，实行昼夜24小时的同室，并按需要哺喂母乳。这样做的好处很多。

有利于早开奶

哺乳的平衡取决于母子关系，亦即是母亲的心愿以及婴儿的吮吸，双方互相作出反应才能维持。此外婴儿的哭声可以激发母亲垂体催乳素的分泌，促使母亲乳房的充盈和泌乳，显然母子间协调是必要的。据说新生儿早在6天内就能识别自己母亲的母奶。母婴同室使母乳喂食的成功率较高，有利于宝宝的生长发育。

有利于母子感情交流

分娩前母子原是一体，直到婴儿出生。故出生后母婴同室可避免人为的隔阂，母婴生活在一起显得非常亲切，表现在出神地面对面相视和拥抱，或经常轻轻呼唤激起婴儿的合拍动作，这是母子密切关系的开始。

他们不是靠语言的沟通，而是靠视、触、听、嗅，甚至味觉等方面的传递，以达到心灵上的沟通和感应。如果宝宝哭了，母亲轻轻地对他说话，宝宝也常常停下来不哭了；如果有时抚摸他，拥抱他，宝宝很快就会辨别母亲的触摸和气味。母亲能听出宝宝不同的哭声：是饥饿还是不舒服，或是疲倦。

宝宝也常给母亲发出信号，饿了、渴了就要哭，吃奶以后打个饱嗝等，母亲应以最大的努力满足婴儿的各种需要。

保证新生儿得到营养丰富的初乳

按过去旧习惯新妈妈不觉得奶胀就不哺喂，或把初乳挤掉，这都是不正确的。母婴同室有条件随时哺喂，宝贵的初乳就不会丢弃了。

解决母亲乳房胀痛的难题

母婴分室时新妈妈经常出现乳房胀痛，早期乳汁充盈阶段还可能出现高热等不适，为此要人工或电动按摩吸乳，增大护理的工作量。母婴同室后可随时哺乳，从根本上解决了乳房胀痛的问题。

有利于新生儿身心健康

母婴同室又可使母亲对宝宝的变化作出立即的反应，如宝宝饿了、尿布湿了等，母亲随时可根据宝宝的需要喂奶，换尿布。由于勤哺乳，下奶快，宝宝就吃得够，这样宝宝的体重增加就会快。宝宝生活在舒适的条件下，当然哭闹也会减少。宝宝有任何一点异常都能及时被发现，及时处理。另外新生儿有视听及一定的感知能力，母亲与新生儿频繁地接触、说话、逗引等都有助于新生儿早期智力开发。

减少婴儿室疾病流行

医护人员经常深入病房进行健康教育和护理指导，不仅能密切关注医护人员与孕妈妈的关系，还可以减少婴儿室的医源性感染。有关母婴同室的资料表明，新生儿的发病率明显下降，只要在母婴室注意通风换气和适当使用空气消毒剂，接触新生儿前注意洗手等，就可以预防许多疾病的发生。

让爸爸有参与感

在母婴同室时，爸爸可以和妈妈一起学习照顾宝宝，分享新生儿出生的喜悦，不再觉得照顾宝宝只是妈妈的责任，还可以增进夫妻和亲子关系，拉近与宝宝的距离，回家之后也不会手忙脚乱。母婴同室的新妈妈和婴儿出院后能很快适应家庭生活，消除和减少许多后顾之忧，深受丈夫和家人的欢迎，为每个家庭带来了幸福和欢乐。

定时量体温避免产褥热

产后发热是大事，不要以为只是小小的头痛脑热就等闲视之。新妈妈在产后一定要养成定时量体温的好习惯，如果发现体温超过38℃就一定要当心。新妈妈在刚生过孩子的24小时内，由于过度疲劳，可能会发热到38℃，但这以后，体温都应该恢复正常。如有发热，必须查清原因，适当处置。个别妈妈乳胀可能伴随着发热，但随奶汁排出，体温将会下降。如果奶汁排出后仍不退热，就可能是别的原因，需要引起重视。

发热最常见的原因是产褥感染，也就是俗称的“产褥热”。引起产褥热的原因很多，有产道感染、泌尿系感染、乳房感染等。

因此，新妈妈要注意观察自己的体温，多喝水，注意摄入营养，如果高热连续不退就得赶紧找大夫了。

伤口护理

自然分娩后，当你愉快地迎接新生命到来，并予以无微不至的照顾时，也别忘了多照顾自己，一定要养成勤泡温水的习惯，一天最好泡4次，一次15分钟，如此可帮助缝线的吸收，也可促进血液循环，使得伤口尽快愈合而避免感染。要注意的是，泡温水时最好不要加入清洁液，因为它会使得伤口过分干燥而有脱皮现象，伤口反而会更加疼痛，一般在伤口没有感染的情况下，使用清水即可。

此外，最好养成每天检视伤口的习惯，一直到产后两周为止，可以自己用镜子检视或请先生帮忙观察。如果伤口有红肿、裂开、流血水、流脓，或伴有发热现象，最好尽快就医。另外，分娩后会阴伤口疼痛是正常的现象，依个人体质而有程度上的差异，一般在产后一两周内疼痛会逐渐减轻，但是若伤口疼痛有越来越严重的现象，则要就医检查有无伤口感染情况。

简单的恢复动作

健康的新妈妈，在产后6～8小时即可坐起用餐，24小时可下床活动，有感染或难产的新妈妈，可推迟2～3天以后再下床活动。下床后开始做产后保健操。产后第一天的保健操包括以下几节：

手指屈伸运动

从大拇指开始，依次握起，再从小拇指依次展开。两手展开、握起，展开、握起，握起时要用力，反复进行。

脚部运动

脚掌相对，脚尖向内侧弯曲，再向外翻。两脚并拢，脚尖前伸。紧绷大腿肌肉，向后弯脚踝。呼吸两次后，撤回用在脚上的力。两脚并拢，右脚尖前伸，左脚踝后弯，左右交替。

颈部运动

仰卧，两手放于脑后，肩着地，只是颈部向前弯曲，复原。颈部向右转(肩着地)，犹如向旁边看，然后向左转。

深呼吸

用鼻子缓缓地深吸一口气，动作要轻缓，再从口慢慢地吐出来。

转肩运动

屈臂，手指触肩，肘部向外侧翻转。返回后，再向相反方向转动。

背、腕伸展运动

两手在前，握住，向前水平伸展。手仍向前伸展，背部用力后拽。两肘紧贴耳朵，两手掌压紧。

坚持5秒，放松。两手在前相握，手掌向外，同样向前伸展，握拳。坚持5秒，放松。

第2节

剖宫产后的护理

睡姿

6小时前

新妈妈分娩后回到病房，需要头偏向一侧、去枕平卧6个小时。原因在于大多数剖宫产选用硬脊膜外腔麻醉，头偏向一侧可以预防呕吐物的误吸，去枕平卧则可以预防头痛。

6小时后

6个小时以后，可以垫上枕头了，并应该鼓励进行翻身，以变换不同的体位。采取半卧位的姿势较平卧更有好处，这样可以减轻身体移动时对伤口的震动和牵拉，新妈妈会觉得舒服一些。同时，半卧位还可使宫血流向后穹隆，以防止宫血渗入到腹腔内。对新妈妈而言，半卧位的程度，一般使身体和床成20～30度为宜，方法可用摇床，或者垫上被褥即可。

腹部放置沙袋

有时护士会在孕妈妈的腹部放置一个沙袋，这样做是为了减少腹部伤口的渗血。护士会按规定每隔一段时间为孕妈妈测量血压，查看面色，测量脉搏和体温，每隔一段时间观察小便的颜色、尿量的多少、尿管是不是通畅等，并将这些情况记录下来。

坚持补液

防止血液浓缩、血栓形成：孕妈妈在产期内消耗多、进食少、血液浓缩，加之孕期血液呈高凝状，就容易形成血栓，诱发肺栓塞，导致猝死。所以术后三天内应该输液，补足水分。

及时哺乳

宝宝饿了，护士会把他抱给孕妈妈，孕妈妈一定要将这最珍贵的初乳喂给宝宝。这是值得回味的经历。宝宝的吮吸还可以促进孕妈妈子宫收缩，减少子宫出血，使伤口尽快复原。

禁 食

在术后6小时内应当禁食。这是因为手术容易使肠子受刺激而使肠道功能受到抑制，肠蠕动减慢，肠腔内有积气，因此，术后会有腹胀感。为了减轻肠内胀气，暂时不要进食。剖宫产6小时后可以饮用一些排气类的汤，如萝卜汤等，以增强肠蠕动，促进排气，减少腹胀，同时也可以补充体内的水分。

但是，一些容易发酵产气多的食物，如糖类、黄豆、豆浆、淀粉类食物，应该少吃或不吃，以防腹胀严重。术后6小时可进食些炖蛋、蛋花汤、藕粉等流质食物。术后第二天才可以正常地吃粥、鲫鱼汤等半流质食物。

注意阴道出血

剖宫产子宫出血较多，家属应经常看一下阴道出血量，如果超过了月经量，应通知医生，及时采取止血措施。

防止腹部伤口裂开

咳嗽、恶心呕吐时应压住伤口两侧，防止缝线断裂。注意体温，停用抗生素后可能出现低热，这是生殖器官炎症的早期表现。如超过38℃，则不宜出院。

感觉恶心

手术后，你可能会觉得头重脚轻，可能还会感到恶心。恶心有时会持续48小时，不过，医生会给你服用一些药物来减轻不适。很多孕妈妈还会觉得全身瘙痒，特别是那些通过硬膜外或腰部用过麻醉剂的孕妈妈。如果你也出现这种情况，要告诉医生，医生可以给你服用一些药来缓解不适。

伤口疼痛

你也许会觉得切口部位麻木和酸痛，而且伤口会轻微鼓起、肿胀，颜色也比正常的肤色深。医生会每天来看你，了解你的恢复的情况，检查伤口是否在正常的愈合。最初，在打喷嚏、咳嗽，或者做其他会对腹部造成一定压力的动作时，你都会感到疼痛，但你会感觉一天比一天好。

尽早活动

这是防止肠粘连、防止血栓形成、防止猝死的重要措施。麻醉消失后，上下肢肌肉可做些收放动作，术后6小时就可起床活动。这样可促进血液流动和肠胃活动，可防止血栓和肠粘连。此时特别需要注意保暖以及各种管道的畅通情况；勤换卫生巾，保持清洁；腹部的沙袋需放置8小时；12小时后，新妈妈在家人或护士的帮助下可以改变体位，翻翻身、动动腿。术后恢复知觉后，就应该进行肢体活动，24小时后应该练习翻身、坐起，并下床慢慢活动，条件允许还应该下地走一走。运动能够促进血液循环，使伤口愈合更加迅速，并能增强胃肠蠕动，尽早排气。

剖宫产与自然产的生理变化大致相同，但是因为有伤口的缘故，会有更多的不便，孕妈妈除了排尿、排气外，伤口需要特别地照顾，其他的生理护理都与自然产相同。

产后排尿

产后数天孕妈妈的尿量会增加，尿管通常需留置1～2天，或等到点滴拔除后1～2小时移除尿管，拔除尿管后，新妈妈一般可在4～8小时内自己解小便。但是由于腹部伤口疼痛，而不敢用力，容易造成排便困难。

大量饮水

产后的三到五天内，孕妈妈的身体还是很虚弱。伤口仍然疼痛，年轻的孕妈妈会有便秘和肿胀的感觉，这是麻醉所引起的，因此大量饮水是非常必要的。最好饮用热茶和不低于室内温度的水，这样能促进肠子的蠕动。

预防伤口感染

剖宫产的伤口约在下腹10厘米左右，愈合需一周。肥胖的孕妈妈由于皮下脂肪较厚，容易发生伤口感染。剖宫产伤口的照顾必须遵循两个原则：一是保持干爽；二是在手术隔天视情况换药，但是不可天天换，以免伤口刚愈合又撕裂。由于伤口会疼痛，孕妈妈要特别注意翻身的技巧。

及时大小便

预防尿路感染、便秘等情况一般术后第二天静脉滴注结束会拔除留置导尿管，拔除后3～4小时应排尿，以达到自然冲洗尿路的目的。如果不习惯卧床小便，可下床去厕所，再解不出来，应告诉医生，直至能畅通排尿为止，否则易引起尿路感染。剖宫产后，由于伤口疼痛使腹部不敢用力，大小便不能顺利排泄，易造成尿潴留和便秘，若有痔疮，情况将会变得更加严重，故术后孕妈妈应按平时习惯及时排便。产后第五六天，剖宫产的新妈妈应该可以开始正常排便了。

剖宫产后，由于疼痛致使腹部不敢用力，大小便不能及时排泄，容易造成尿潴留和大便秘结。因此更应该按正常的作息，养成良好的习惯及时排便。

请家人帮忙

剖宫产的孕妈妈一般是5～7天出院。在出院之前，孕妈妈需要找好能够帮助她共同分担家务劳动、做饭和带宝宝的帮手。最好是丈夫能够休假，或者宝宝的爷爷、奶奶、外公和外婆能够提供帮助。现在很多月嫂公司的服务也很规范，而且月嫂都是经过专业培训的，也是不错的选择。因为，剖宫产分娩的妈妈比自然分娩的孕妈妈需要更多的“做妈妈了的感觉”，因此她们常常抱着宝宝不放手，所以其他的工作应该有人为她分担。

适当按摩子宫

分娩结束后，在脐下方可以摸到一团硬块，即为子宫。孕妈妈可适当地按摩子宫，增强子宫收缩，避免发生分娩后大出血。另外，静脉滴注或口服药物中，大多有子宫收缩剂，孕妈妈应如期将药物服完。生化汤也是帮助子宫收缩的汤剂，可于三餐之后服用。一般来说，子宫收缩会有稍微的疼痛，但都在可忍受范围内，倘若服用止痛药物后仍疼痛不止，应告知医护人员。

饮食保持清淡

剖宫产手术后6小时内因麻醉药效尚未消失，全身反应低下，为避免引起呛咳、呕吐等，应暂时禁食，若新妈妈确实口渴，可以间隔一定时间饮少量温水。

术后6小时，可进食流食，如熬得很浓的鸡、鸭、鱼、骨头汤等。进食之前可用少量温水润喉，每次大约50毫升，若有腹胀或呕吐感觉，应多下床活动，或用薄荷油涂抹肚脐周围。

第一餐以清淡简单为宜，例如稀饭、清汤，并要少量。若无任何肠胃不适，则可在下一餐恢复正常的食量，哺喂母乳的妈妈可多食用鱼汤及多喝水。

术后尽量避免摄取容易产气的食物，其他则依个人喜好适量摄取。避免油腻和刺激性的食物，多摄取高蛋白、维生素和矿物质以帮助修复组织（如鱼、鸡肉）。此外多摄取纤维素以促进肠道蠕动，预防便秘。

密切观察恶露

无论是顺产还是剖宫产，产后都应密切观察恶露。剖宫产时，子宫出血较多，应注意阴道出血量，如发现阴道大量出血或卫生巾两小时内就湿透，且超过月经量很多时，应及时通知医护人员。

正常情况下，恶露10天内会从暗红色变为淡黄色，分娩后两周变为白色，4～6周会停止，若超过4周还有暗红色的分泌物或产后两个月恶露量仍很多时，应到医院检查。检查子宫复原是否不佳，或子宫腔内残留有胎盘、胎膜，或合并有感染。

产后疾病的护理

虽然分娩后住院期间有专业的医生、护理人员提供舒适而安全的照顾，但是如果妈妈们能够了解自己的生理状况，掌握一些自我照顾或配合医护人员的小技巧，就可以省去许多医疗人力，同时也能让产后调理的品质更好。

分娩的过程几乎耗尽身体所有的能量，加上随之而来的生理改变，使得疲劳而虚脱的妈妈需要更细心的调养才能恢复元气。由于产后的调养是从分娩后的那一刻开始，因此，住院期间的生理照顾便显得格外重要。产后的生理变化有很多，在自然分娩方面，需要特别照顾的情况有恶露、排便、感染、乳房胀痛、产后痛与下床眩晕等。

护理时要特别注意	
1	伤口要勤换药，保持伤口和周围清洁干爽
2	保护好手术后刀口的刀痂，过早揭痂会把尚停留在修复阶段的表皮细胞带走，甚至撕脱真皮组织，刺激伤口出现刺痒
3	休息时最好采取侧卧微屈体位，以减少腹壁张力
4	可在医生指导下，涂抹一些外用药，如曲安西龙、地塞米松等
5	随时保持瘢痕处清洁，及时擦去汗液，不要用热水烫洗
6	拆线后，要避免剧烈运动、身体过度伸展或侧屈
7	适当改善饮食，多吃水果、鸡蛋、瘦肉等富含维生素C、维生素E，以及富含氨基酸的食物。切忌吃辣椒、葱、蒜等刺激性食物

产后恶露

它是胎盘的内膜组织，属于产后正常的现象，持续4～6周。因时间的不同，恶露的量和成分也会改变，医护人员往往是观察恶露的性质、气味、量及持续时间。若量多或恶露持续时间长且为脓性、有臭味，就是子宫腔内受到感染；如果伴有大量出血，子宫大而软，则显示子宫可能恢复不良。

此外，恶露量也会因用力或是服用大量的生化汤，造成大出血。如果孕妈妈有恶露量太多（半个小时浸湿两片卫生巾）、血块太大或流血不止等症状，就必须告诉医护人员，以免发生危险。

家人护理的要点包括

1	环形方向按摩腹部子宫位置，让恶露能够顺利排出
2	排便后用温水冲洗会阴，擦拭时务必记住由前往后擦拭或直接按压拭干，切勿来回擦拭
3	冲洗时水流不可太强或过于用力冲洗，建议采用卫生护垫，不宜用棉球，刚开始约1小时更换一次，之后2～3小时更换即可。更换卫生护垫时，由前往后拿掉，以防细菌污染阴道
4	手不要直接碰触会阴部位，以免感染

产后排尿

正常情况下，孕妈妈在分娩后2～4小时会排尿。另外，由于利尿作用，在产后

12～24小时排尿会大为增加。如果产后4小时仍没有排尿，就必须请医护人员协助解决，因为尿液滞留会增加泌尿道感染的机会，且胀满的膀胱也可能使子宫移位，影响子宫收缩，甚至造成子宫出血。

产后排尿不顺的原因主要有两种：一是因为膀胱和尿道因分娩而受伤、水肿，孕妈妈无法感觉膀胱满了；另一个原因则是会阴伤口疼痛及腹内压减少，造成小便困难或有解不干净的感觉。

家人护理的要点包括	
1	为了刺激排尿以及避免使用导尿管，让新妈妈每15～20分钟收缩和放松骨盆肌肉5次
2	下床排尿前，要先吃点东西才能恢复体力，以免晕倒在厕所
3	上厕所的时间如果较快，站起来的时候动作要慢，不要突然站起来
4	如果使用导尿管，会阴垫要经常更换，3～4小时更换一次，同时清洗会阴部
5	多喝水

产后排便

新妈妈应该在产后2～3天内排便，但是由于黄体素影响肠肌松弛，或是腹内压力减小，很多新妈妈产后第一次排便的时间往往会延后，尤其是因为准备分娩而没有正常饮食时，更容易造成排便不顺。

家人护理的要点包括	
1	为了避免排便时用力过度，应多喝水、多吃新鲜水果，有条件的话，吃全麦或糙米食品
2	常下床行走可帮助肠胃蠕动，促进排便
3	避免忍便，或延迟排便的时间，以免导致便秘
4	避免咖啡、茶、辣椒、酒等刺激性食物
5	避免油腻的食物
6	如果有便秘情况，可根据医生指导使用口服泻药或软便药
7	排便之后，使用清水由前往后清洗干净

产后感染

产后感染的原因除了母体因产前贫血，主要还是因为在分娩过程中，产道、会阴伤口受到感染以及失血所导致，也有可能因为泌尿道或乳腺发炎等非分娩直接造成的发热感染。如果是会阴、阴道感染，患者除了发热之外，患部有红肿、热痛，会阴缝合处可能出现脓性分泌物。如果是子宫内膜炎，患者除了会有子宫压痛感外，还会持续出现血性恶露和分泌物。如果是盆腔蜂窝织炎，病人除了在下腹与阴道会有压痛外，阴道内侧有肿块，子宫会因附近的韧带、组织发炎、肿胀；孕妈妈若有乳腺炎，会产生乳房胀痛、发热的情况。

如果孕妈妈感染泌尿道炎、肾盂肾炎，常会因为伤口疼痛而不敢小便而引起小便疼痛、频尿、血尿等不适。

家人护理的要点包括	
1	注意伤口清洁，清洗会阴部时，可以在水中加碘
2	常下床行走可帮助肠胃蠕动，促进排便
3	产后24小时后即可用热水坐浴，帮助血液循环。方法是准备一个澡盆，放半盆水，坐泡在水中，每天3～4次，一次1～15分钟，泡至伤口愈合为止。浸泡前后要先清洗会阴
4	如果有感染的情况，要以淋浴的方式洗澡
5	有尿意就立刻排出，以免憋尿加重感染

下床眩晕

刚分娩完应该尽量卧床休息，除了极少数初孕妈妈，可能会因为产道严重裂伤而必须卧床24小时外，自然分娩的妈妈在产后即可下床活动，但一定要注意安全。

家人护理的要点包括	
1	为安全起见，新妈妈第一次下床，应有家属或护理人员陪伴协助，下床前先在床头坐5分钟，确定没有不舒服再起身
2	下床排便前，要先吃点东西恢复体力，以免晕倒在厕所
3	上厕所的时间如果较久，站起来动作要慢，不要突然站起来
4	如果新妈妈有头晕现象，要让她立刻坐下来，把头向前放低，可以在原地休息
5	给新妈妈喝点热水，观察她的脸色，等到血色恢复了，再回到床上
6	厕所内有紧急呼唤灯或摁铃，如果有情况要立刻通知医护人员

乳房胀痛

从怀孕5～6个月开始，孕妈妈的乳腺细胞已完成增生，许多孕妈妈的乳头上开始出现乳痂，那是乳汁溢出残留在乳头上的结果。孕妈妈会在产后第三天左右开始分泌乳汁，乳房在分泌乳汁之前，会比较肿胀饱满而有沉重下垂的感觉，如果宝宝吮吸乳头或乳房稍加挤压，乳汁即会流出，如果一开始就哺喂母乳，很少会有乳胀。

家人护理的要点包括	
1	如果乳胀严重，乳头变硬，每次喂奶前应先热敷、按摩乳头，挤出一些奶水，使乳晕周围变软，方便宝宝吮吸
2	宝宝如果吃奶情况不理想，很可能是因为妈妈哺喂的姿势不当，应该让他含住整个乳晕，而不是只含乳头的部分
3	如果哺喂母乳后，仍感觉乳房胀痛，非常不适，可以使用吸奶器挤出过多的乳汁，防止过度肿胀
4	在两餐喂奶间隔时间，可以用冷敷或冰敷来减轻疼痛
5	如果无法直接哺喂宝宝，应该将奶水挤出，维持泌乳功能
6	如果发现有乳头破皮或起水疱，可在伤口涂抹乳汁，保持干燥并调整喂乳姿势，以免再受伤；如破皮严重，可停喂1～2餐，但要挤出乳汁
7	如果宝宝吃得较频繁且又暂时不在妈妈身边，挤奶的次数就要更多，才不会乳胀，挤奶的间隔时间最好不要超过4小时
8	要退奶的妈妈应少吃鱼、汤汁，减少水分摄取，并可穿紧一点的胸罩，以免乳胀
9	若不能母乳喂食，可以用冰敷，并服用医生嘱咐的止痛药，或服用韭菜、麦芽水，不可再按摩、刺激乳房泌乳

产后腰痛

妊娠期间，胎儿的发育使子宫增大，同时腹部也变大，重量增加，变大的腹部向前突起为适应这种生理改变，身体的重心就必然发生改变，腰背部的负重加大，所以孕妈妈的腰背部和腿部常常感到酸痛。

到了分娩的时候，现在孕妈妈分娩多采用仰卧截石位，新妈妈在产床上时间较长，且不能自由活动，分娩时要消耗掉许多的体力和热量，致使腰部和腿部酸痛加剧。在产褥期和坐月子期间，有的新妈妈不注意科学的方法，活动锻炼不得法，有的新妈妈过早地参与劳动，还有的新妈妈产后睡弹簧床，这样也不利于腰腿部的恢复。这些情况都可以引起新妈妈在产后感到腰腿部疼痛。

该病的预防措施主要是注意休息和增加营养，不要过早长久站立和端坐，更不要负重。避风寒、慎起居，每天坚持做产后操，能有效地预防产后腰痛。

家人护理的要点包括	
1	目前孕妈妈住院期间所开的药物，大多已包括子宫收缩剂在内，因此，不宜同时服用生化汤，免得子宫收缩过强造成产后痛
2	采用侧睡，避免长时间站立或久坐，以减少该部位的疼痛，坐时臀部垫个坐垫会有帮助
3	如果是自然分娩，可以在肚脐下方触摸到一个硬块，这是子宫的位置，最好在产后前1天，用手掌稍微施力做环形按摩，并用俯卧姿势来减轻疼痛
4	若是仍然感觉疼痛不舒服，影响到休息及睡眠，应通知医护人员，必要时可以用温和的镇静药止痛

产后痛

分娩后第一天子宫维持在脐部高度，然后每天下降一横指，10～14天子宫会恢复到骨盆腔内的位置，4～6周恢复到正常体积。

产后腹部像抽筋般的疼痛（尤其是喂哺宝宝母乳的时候），这是“产后痛”，主要是因为子宫收缩，使子宫能正常下降至骨盆腔内所引起的。

经孕妈妈比初孕妈妈更容易有产后痛，子宫被过度膨胀，如羊水过多、多胞胎等也会加重产后痛。喂哺母乳者因宝宝吮吸会使体内释出缩宫素，刺激子宫收缩就会加重产后痛，不过4～7天这种疼痛会自然消失。

产后腹痛

以新妈妈分娩后下腹部疼痛为主要症状的产科常见病症。又称儿枕痛。

多因产时失血过多或受寒，或产后触犯生冷，寒凝血瘀而致。治疗以调理气血为主。产后腹痛的最早记载见于汉代《金匮要略》，分别用当归、生姜、羊肉治血虚内寒，用枳实芍药散治气血瘀滞之产后腹痛等。

宋代《妇人良方大全》指出本病可因外感内伤，并称为产后瘀血阻腹痛为儿枕痛。产后腹痛可因血虚体质，或产时失血过多，冲任空虚，胞脉失养，或气血虚弱，运血无力，血流不畅，迟滞而痛；亦可因产后起居不慎，寒邪乘虚而入，或饮食生冷，血为寒凝，或产后情怀不畅，肝气郁结气滞血瘀，或产后恶露排泄不畅而致。

剖宫产后预防瘢痕的绝招

现在有不少的新妈妈都选择剖宫产，但留在肚皮上的瘢痕却成为困扰新妈妈的一大难题。

新妈妈要做到的就是不要进补过量和体重增加过度，会造成瘢痕附近皮肤张力增大，瘢痕消除起来就会更难。要想去除瘢痕，同样可选择美白滋润产品。如果瘢痕很难消除，则可以求助于医疗手段，用激光去除。

剖宫产后妈妈的疤痕护理

手术后刀口的痂不要过早地揭下，过早硬行揭痂会把尚停留在修复阶段表皮细胞带走，甚至撕脱真皮组织，并刺激伤口出现刺痒。涂抹一些外用药，如去炎松、地塞米松(泼尼松)等用于止痒。

避免阳光照射，防止紫外线刺激形成色素沉着。改善饮食，多吃水果，鸡蛋、瘦肉、肉皮等富含维生素C、维生素E以及人体必需的氨基酸食物。这些食物能够促进血液循环，改善表皮代谢功能。切忌吃辣椒、葱、蒜等刺激性食物。

剖宫产后还能生宝宝吗

剖宫产后最好两年以后再考虑怀孕，怀孕后要注意按时做好产前检查，注意休息及合理营养膳食。再次怀孕时要根据胎儿大小、羊水多少等情况及时住院观察，防止宫内压力过高导致子宫破裂。有过剖宫产的新妈妈再次妊娠，选择分娩方式时，建议考虑以下几点：

1	前次剖宫产指征是否存在。若新妈妈上次因骨盆狭小而进行的手术，则不必考虑经阴道分娩；如因胎儿子宫内窒息而进行的手术，且这次妊娠并不存在，可试行顺产
2	和医生交流一下前次剖宫产的类型。若新妈妈上次行的是宫体剖宫产者(手术切口在子宫体部)最好不试顺产
3	若有过两次剖宫产且，则此次仍需行剖宫产
4	若此次妊娠仍有剖宫产指征者，如并发前置胎盘、胎儿过大，应继续进行剖宫产术

第3节 月子里的日常护理

产后记着做检查

不少新妈妈认为，只要宝宝顺利生下来就没事了，其实不然，产后检查也十分重要。产后检查能及时发现新妈妈的多种疾病，还能避免患病的新妈妈对宝宝健康造成的影响。你终于将宝宝生出来了，度过了难熬的“月子”，你的身体复原了吗？你自己感觉良好是一回事儿，可是身体内部各个脏器究竟恢复得如何，这还需要你去医院做产后检查。

而且，你在给自己做检查的同时，别忘了去儿科，给你的宝宝也进行一次检查，这样不仅能够知道宝宝生长发育的情况，而且也利于早发现宝宝是不是缺钙等一些营养方面的问题。这种检查一般应在产后42～56天进行。产后检查的具体项目有很多，除了一般情况检查外，还有专业的妇产科检查。

量体重

体重是人体健康状况的基本指标，过重或过轻都是非正常的表现，一旦超过限度会带来很多健康隐患。

体重测量可以监测新妈妈的营养摄入情况和身体恢复状态，时刻提醒新妈妈注意，防止不均衡的营养摄入和不协调的活动量危害身体健康。

妇产科检查

需要检查盆腔器官，观察子宫是否恢复正常，阴道分泌物的量和颜色是否正常，子宫颈有无糜烂，会阴和阴道的裂伤或缝合口是否愈合等。

剖宫产术后者，应注意检查腹部伤口愈合情况，以及子宫与腹部伤口有无粘连。

内科检查

对于有产后并发症的新妈妈，如患有肝病、心脏病、肾炎等，应该到内科检查。对于怀孕期间有妊娠高血压综合征的新妈妈，则需要检查血和尿是否异常，检查血压是否仍在继续升高，如有异常，应积极治疗，以防转为慢性高血压。

另外，对于产后无奶或奶少的新妈妈，应请医生进行指导，或给她们以食物、药物治疗。

乳房检查

由于充满乳汁，产后乳房变得非常丰满、娇嫩。每天和宝宝嫩嫩的脸蛋、小嘴接触，而乳房的外表又非常“柔弱”，常常抵不住一些轻微的伤害。乳胀、乳房疼痛等常常会来困扰新妈妈，严重的可能感染乳腺炎，威胁乳房健康，甚至影响泌乳系统，造成乳汁滞流，而乳房分泌的乳汁又直接影响着宝宝的健康。因此，给乳房作检查，不仅是对新妈妈的保护，对宝宝的健康成长来说也是一道保障。

新妈妈应请医生帮助确定采取适宜的有效避孕措施，不要抱有侥幸心理，人工流产手术对正在恢复身体的新妈妈来说危害极大。

要保持卫生

传统上认为产褥期不能洗澡、不能洗头，怕因此受风受凉留下病根。实际上这种认识是不科学的。

“月子”里新妈妈的会阴部分泌物较多，每天应用温开水清洗外阴部，勤换护垫并保持会阴部清洁和干燥。恶露会在产后4个星期至6个星期排干净。

一般产后一周可以洗澡、洗头，但必须坚持擦浴，不能洗盆浴，以免洗澡用过的脏水灌入生殖器而引起感染。6周后可以洗淋浴。

至于剪手指甲和脚指甲也可以照常进行，指甲是角化了上皮，不存在“剪刀风”的问题。

哺乳前应用温开水清洗乳头，切忌使用肥皂、酒精、洗涤剂等，以免除去保护乳头和乳晕皮肤的天然薄膜，造成乳头皲裂，影响哺乳。

刷牙时需要注意	
1	在孕期注意摄取钙质，保持口腔卫生，避免使牙齿受到损害
2	新妈妈身体较虚弱，正处于调整中，对寒冷刺激较敏感。因此，切记要用温水刷牙，并在刷牙前最好先将牙刷用温水泡软，以防冷水对牙齿及齿龈刺激过大
3	每天早起和睡前各刷一次，如果有吃夜宵的习惯，吃完夜宵后再刷一次
4	可在产后的3天采用指漱，即把食指洗净或在示指上缠上纱布，把牙膏挤于手指上并充当刷头，在牙齿上来回、上下擦拭，再用手指按压齿龈数遍。这种方法可活血通络，坚固牙齿，避免牙齿松动

新妈妈一定要1个月不出门吗

新妈妈因分娩时消耗了大量的体力和精力，产后应得到充分的休息及充足的睡眠。特别是施行剖宫产和会阴侧切或有其他并发症的新妈妈，更需要得到精心的护理。传统坐月子习惯要求新妈妈产后1个月不出门，且家中门窗紧闭。其实，这样做是不科学的，会使新妈妈缺乏食欲，子宫恢复慢，而且也不利于恶露的排出。通常来讲，新妈妈分娩后，只要身体的疲劳已消失，便可坐起来进餐、进水，也可以下床做些替宝宝换尿布之类的事情，或在室内走动，以不感到劳累为宜。

产后10天即可做一些轻微的家务或出门呼吸新鲜空气。适当的运动会帮助子宫如期恢复，有利于恶露的排出。

新妈妈穿衣服指数

有的人认为坐月子时衣服穿得越多越好，甚至捂头扎腿，结果对新妈妈非常有害。因为女性产后体内发生许多变化，皮肤排泄功能特别旺盛，排出体内过多的水分，所以出汗特别多，如果汗不擦干直接吹风或在穿堂风下休息，就容易感冒。

有的新妈妈，不管冷热，不分冬夏，老是多穿多捂，这样身体过多的热量不能散发出去，结果出汗太多，变得全身虚弱无力，盛夏时还会发生中暑，出现高热不退，昏迷不醒，甚至丧命。

夏天坐月子别“捂”着

夏天气候潮湿炎热，务必保证室内凉爽通风，光线充足，窗明几净。以室内无穿堂风为好。若新妈妈感到烦躁闷热，也可用扇子，以感到有微风去热即可，切不可用电扇或空调直吹。

若新妈妈感到闷热难忍，可将电扇置于窗口，开慢速度，以新妈妈不觉有风吹感为宜。当新妈妈熟睡时，应将电扇关掉。许多新妈妈为了避风，盛暑之季，仍将门窗紧闭，导致产后受热，出现尿黄、便结、热疮、痱子满身，甚至出现高热、烦闷等中暑现象。

夏天的衣着被褥皆不可过厚，以穿着棉布单衣、单裤、单袜避风即可。头部无须遮围，被褥须用毛巾制品，可吸汗去暑湿，以不寒不热为好。若汗湿衣衫，应及时更换，以防受湿。

创造产后良好休养环境

室内环境安静、整洁、舒适，有利于新妈妈休养。若杂乱无章，最大限度的阳光照射，均对新妈妈休养不利。

要温度适宜

冬天温度18℃～25℃，相对湿度30%～50%；夏天温度23℃～28℃，湿度30%～60%。

新妈妈不宜住在漏、湿的卧室里，因为新妈妈的体质和抵抗力都较低下，通风，要根据四季气候和新妈妈的体质而定。新妈妈居室采光要明暗适中，随时调节，要选择阳光辐射和朝向好的房间做寝室用，这样，夏季可以避免过热，冬天又能得到最大限度的阳光照射，使居室温暖。

要清洁卫生

俗话说："干干净净，没灾没病"，这话是很有道理的，此为新妈妈防病保健的重要方法。

新妈妈在月子里几乎整天都在居室内度过，故室内环境一定要打扫得非常干净。在新妈妈出院之前，家里最好用3%的来苏水湿擦或喷洒地板、家具及两米以下的墙壁，两小时后通风。寝具、家具也要消毒，阳光直射5小时可以达到消毒的目的。

除此以外，保持卫生间的清洁更不可忽视，要随时清除便池的污垢，排出臭气，以免污染室内空气。在新妈妈室内宜放些卫生香，这样可调节室内空气，消毒抑菌。当卫生香点燃后，紫烟缭绕，芬芳飘逸，清洁空气，香雅提神，非常有益于室内的环境卫生。一般一间屋内每次点燃1支卫生香即可，可防化学香精的烟雾引起中毒。

所以卧室更需要保温、舒适，卧室

要保持室内空气清新

空气清新有益于新妈妈精神愉快，有利于休息，不能为了庆贺而设宴摆酒，使室内烟雾弥漫，酒气熏人，空气污浊。但也要注意避风寒湿邪，因为新妈妈的身体比较虚弱，抗风寒能力较差，尤其是妊娠时骶骼韧带松弛，骶骼关节损伤，一旦受风、受寒、受湿，易患疾病。平时不应紧闭门窗，特别是在盛夏季节，紧闭门窗往往会导致新妈妈中暑。其实，无论什么季节，新妈妈居住的房间都应保持空气流通和干燥，只是新妈妈不能直接吹风而已。有些人以为新妈妈怕风，风就是"产后风"(指产褥热)的祸首，因而将门窗紧闭，床头挂帘，新妈妈则裹头扎腿，严防风袭。其实，产褥热的原因乃是藏在新妈妈生殖器官里的致病菌，多源于消毒不严格的产前检查，或新妈妈不注意产褥卫生等。如果室内卫生环境差，空气混浊、憋闷，很容易使新妈妈及婴儿患呼吸道感染。

月子里出汗多

新妈妈产后出汗的程度与自身的体质、产程是否顺利等因素有关。你出汗的程度其实提示了你元气亏损的轻重。在产褥期，也就是人们通常所说的坐月子期间，如果你能及时调整身体，出汗多的状况多半可以自愈，恢复的快慢会因为你元气亏损的程度而有所不同。

新妈妈不适宜睡弹簧床

现在好多家庭都已添置了弹簧床，弹簧床又称席梦思床，松软而又有弹性，睡在床上的确很舒服。但是，这种弹簧床对新妈妈却并不是十分适宜的。尤其是那些特别松软的弹簧床，对新妈妈更会产生不利影响。曾经有过报道，一些新妈妈因产后睡太软的弹簧床，引起骶髂关节错缝、耻骨联合分离，造成骨盆损伤。这些新妈妈本来属于足月顺产，分娩时并没有造成骨性产道损伤，而且产后住在医院几天里身体皆正常，但出院后，在家里睡了几天席梦思床就出了问题。最后分析，损伤的原因是因为睡在弹簧床上，翻身坐起时造成了骨盆损伤。

充足地卧床休息

新妈妈在分娩时消耗了很大的体力，加之出血、出汗，产后一定要注意充足地休息。产褥期应保证新妈妈有充足的睡眠，每天要保证10小时的睡眠时间，这样有助于体力恢复，并可提高食欲，促进乳汁的分泌。

在宝宝出生后的前几个月，许多女性惊讶地发现她们非常容易感到疲惫，这个时候就不要过于着急，做事一定要慢慢来，你需要一定的时间来适应。通常产后半个月可做较轻的家务劳动，一个月后可逐渐恢复正常活动。但产褥期应避免重体力或蹲位姿势的劳动，也不要站立过久，以免造成日后的阴道壁膨出和子宫脱垂。

坐月子期间不要哭

这个说法是有道理的。新妈妈产后激素水平急剧下降，伤口还未愈合，又可能有哺喂母乳遭遇挫折、身材改变、不知如何照顾新生儿等问题，容易感到抑郁，甚至哭泣。中医认为肝开窍于目，为精血所养，产后本已气血耗损，如果再哭泣则更伤于精血，可能会造成眼睛的伤害。因此希望新妈妈尽量不要哭泣，看电视时也不要选那种容易跟着落泪的节目，要好好地休养。丈夫及家人也要多多给予支持，帮助新妈妈渡过这个难关。

月子里不能久站、久蹲

有些新妈妈以为，只要出了月子就表明身体恢复得差不多了。于是，一出了月子就不在意久站、久蹲或剧烈运动了。其实，盆腔里的生殖器官在这时并没完全复位，功能也没有完全恢复。如果不注意防护，仍然会影响生殖器官复位。

洗发后不要马上扎辫子

有的新妈妈洗澡后，头发还没有干时就把湿发扎成了辫子，并且马上去睡觉。这样，很容易使湿邪侵袭体内，日后引起头痛、颈痛。

月子里不能长久看书或上网

产后过早或长时间看书、上网，会使新妈妈特别是孕期并发妊娠高血压者眼睛劳累，日后再长久看书或上网容易发生眼痛。所以，在产褥早期不宜多看书或上网，应待身体康复后量力而行。

夏天坐月子洗澡不能贪凉

有些在夏天坐月子的新妈妈，为了身体舒爽会用不太热的水冲凉。这种一时贪凉的举止，往往会带来许多后患。产后触冷会使气血凝滞，以至于恶露不能顺畅排出，导致日后身体痛或月经不调。洗澡的水应该与体温接近，37℃左右为宜。

内衣的选择

分娩之后，怀孕前纤瘦的身材，已变成浓浓的“妈妈味道”，再加上怀孕期间体重上升的幅度大，若想早日恢复往日苗条的身材，必须要好好努力一番才行。另外，身体内脏经过分娩时剧烈的挤压，也必须好好休养，才能恢复原状。产后坐月子期间，身材还是大一号，可继续穿着新妈妈内裤，或暂时穿着纸裤；而要哺乳的妈妈，则须事先购买哺乳胸罩，方便哺喂母乳。

再者，坐月子期间可以开始穿戴束腹带、腰夹，帮助新妈妈恢复腹部肌肉及子宫收缩，束腹裤、提臀裤、调整型塑身内衣可以在坐月子后期穿着，帮助新妈妈尽快恢复窈窕多姿的身形。

哺乳胸罩

特色：专为哺喂母乳的妈妈所设计，减少喂母乳时必须穿脱的麻烦。目前有前开式设计(无钢丝)、全开式设计(软钢丝)、露出乳头及乳晕部分(软钢丝)。

建议选购原则：

选择适合的尺寸：注意尺寸和穿戴的方式，若穿着不适合者，可能会有乳房下垂的情形发生。

建议选购数量：购买2~3件，以便换洗。

新妈妈内裤

特色：主要是在坐月子期间使用，可选择使用纸裤或依旧穿着新妈妈内裤来度过这段产后尴尬期。

建议选购原则：方便使用。纸裤用完即丢，是很方便的选择。建议选购数量：可先购买1包试用，若恶露变少，可换穿一般内裤。

束腹带

特色：分娩之后使用，能加强产后腹部肌肉的恢复、子宫收缩及帮助剖宫新妈妈止痛、止血及固定伤口。腹带裙亦有相同的功效。

建议选购原则：选择舒适的质材，每天使用束腹带的时间很长，要注意质材舒适感。

束腹裤

特色：兼具束腹和内裤的双重功能，防止臀部下垂、加强腹部肌肉恢复，美化大腿。束腹裤有长短之分。剖宫产的新妈妈因肚子有伤口，坐月子期间不适合使用。

建议选购原则：依个人需求选购。长束腹裤修饰面积大，包括腹部、臀部、大腿；短束腹裤主要修饰腹部、臀部。依照个人的接受程度及需求而选择类型。大小适中的尺寸：穿束腹裤要依据当时身材来选择，束腹的程度应采取渐进式，千万不要一开始就穿着太紧的尺寸，以免造成压迫，导致血液循环不良。

调整型塑身内衣

特色：款式相当多样化，除了连身束衣、三合一款式(胸罩、腰夹、束裤)，也有针对不同需求的单品，如：束身胸罩、束腹带、腰夹、束裤等。这些产品各有功能，雕塑胸型、美背、瘦腰、雕塑小腹、提臀、美化腿部。

此外还能挺直背脊，避免弯腰驼背，维持、矫正、塑造体形。穿着时间不宜太久，以8小时为宜，建议上班穿、下班就脱。

建议选购原则：内衣不能太紧或太松。必须均匀服贴身体各部位，让全身肌肉都获得相同的压力，这种压力对皮肤及皮下脂肪产生按摩作用，使皮下脂肪达到均匀分布的效果，所以购买前最好先试穿。太紧的内衣，会影响身体的循环代谢，甚至会因淋巴被压迫，而导致水肿。了解材质：内衣是贴身衣物，必须舒适、透气、排汗性强，购买前应先询问其材质，以避免过敏，使用者才能长期穿着，不致有闷热或出汗疹的现象。了解其强度及张力：调整型内衣必须稳定、持久，购买前试着拉扯布料，了解其复原速度；也得根据新妈妈身材变化做调整。选择有口碑的商品：有品牌的内衣，材质与设计上都比较考究。

腰 夹

特色：产后腰围多少会增加些，腰夹可以收束腰部，重塑背部、腰部曲线。自然产的新妈妈可以在坐月子期间即可开始使用。

建议选购原则：选购柔软舒适材质。

提臀裤

特色：新妈妈分娩后，臀部肌肉会明显下垂，提臀裤的强力重塑功能，将臀部赘肉提高、缩紧，才能回复完美的身体曲线。

建议选购原则：选择松紧适中的设计，最好选择开高衩、松紧适中的设计，且必须能包覆整个臀部，才是最佳的提臀裤。

不要过早穿塑身内衣

穿着紧身的塑身内衣会影响身体的卫生，不利于产后恢复，特别是剖宫产的妈妈。专家建议：最好在产后1个月开始穿着，不过，哺乳的新妈妈还是应坚持使用哺乳文胸。

胸罩的选择应选择前开式的，这样在看病时、喂奶时都比较方便。也可以选择有伸缩性的布料，从下向上戴的，以及肩带式或比较肥大的乳罩。

产后用腹带赶晚不赶早

产后腹肌张力的恢复与锻炼和产次有关，肌肉坚实的初新妈妈完全可以依靠自身的素质来使腹肌恢复正常。

此外，子宫恢复的快慢与新妈妈的年龄、分娩次数、健康状况、产程长短、分娩方式以及是否哺乳有一定的关系。子宫复原，恢复正常的生理位置，可不必使用腹带。顺产的新妈妈，可以通过做做抬腿、仰卧起坐、新妈妈操等恢复身材，同时母乳喂养也能促进妈妈的体形恢复和子宫复原。

如果一定要使用腹带，也要赶晚不赶早。许多新妈妈为了保持优美的体形，刚生完宝宝就戴上腹带，或穿上紧身内裤，认为这样就可以把撑开的胯骨收回去。这种做法是不科学的。腹部是人体大血管密集的地方，把腹部束紧后，静脉受到压迫，就有可能引发下肢静脉曲张或痔疮。

另一方面，刚生完宝宝，子宫收缩需要一个过程，立刻束腰紧腹会造成腹压增高，引起子宫脱垂、子宫后倾后屈等症状，可能会诱发盆腔静脉瘀血症、盆腔炎和附件炎等。

所以，最好等到产后42天，当子宫下降到盆腔后，再合理地使用腹带。不过，如果是剖宫产，则可在手术后的7天内用腹带包裹腹部，因为这样做有利于缓解疼痛，促进伤口愈合。但是，最好在下床活动时用，卧床后应解下，腹部拆线后就不要再长期使用腹带了。

不要过早做剧烈运动

产后及早运动，对促进体力恢复和器官复位有很好的促进作用，但一定要根据自身情况适量运动。有些新妈妈急于恢复身材，月子里便开始进行大运动量或较剧烈的锻炼。这样，会影响尚未康复的器官恢复，还会影响剖宫产刀口或侧切伤口的愈合。

月子妈妈要睡得好

新妈妈的色斑大多属于妊娠斑，会随着产后的身体恢复渐渐消失，但是通常比较缓慢，如果新妈妈想尽早地恢复健康，就要进行一些自我的调理。新妈妈无论多忙都要保证每天8小时以上的睡眠，调整体内激素的分泌，均衡营养，维生素C具有美白皮肤的作用，可以注意补充摄取。

新妈妈不能用普通卫生巾

对于新妈妈来说，分娩后发生的生理变化要比经期更加复杂，在选择产后使用的卫生巾上，千万不能掉以轻心，不能随便使用普通卫生巾。原因如下：

分娩后，新妈妈外阴部位通常留有伤口，普通卫生巾是为普通女性设计，使用一般合成纤维制成，由于含化学成分，杂质多，容易起绒毛，摩擦系数大，易脱落和产生静电，极易对新妈妈敏感的伤口产生刺激，加大新妈妈的疼痛。此外，普通卫生巾使用化纤制成，含黏合剂、荧光增白剂等化学成分，非常不适合新妈妈高度敏感的皮肤，容易产生刺激，引起新妈妈感染；普通卫生巾吸水性一般，容易侧漏、回流，无法应对产后大量恶露；使用过程中，卫生巾表面潮湿、闷热，不仅使新妈妈产生湿湿黏黏不舒服的感觉，新妈妈排出的恶露还含有适宜细菌迅速滋生的营养物质，对于新妈妈伤口的愈合极为不利。很多卫生巾为提高防水性能，加大制品的压层厚度，但是防水性能过高，透气、透湿性则很差，很容易导致对皮肤的刺激，引起痱子和红痒等问题，非常不适合产后女性使用。特别值得注意的是，很多品牌的卫生巾并不专门消毒，无法达到完全无菌状态的卫生标准。对于处于敏感时期的新妈妈来说，显然存在安全隐患。

新妈妈如何清洗会阴

分娩时，由于胎儿压迫会阴部，以及医生助产时在会阴部的操作，产后会阴部常会发生充血和水肿，还有程度不同的会阴部撕裂的伤或有会阴侧切的伤口。另外，由于产后阴道内不断有恶露排出，所以，若不注意加强会阴部的清洗和护理，常易引起会阴部和生殖系统的感染。

产后多久开始清洗阴部

新妈妈在产后因阴道受到损伤，在医院内的前3天，每天均有护士清洁外阴，必要时可以自己增加清洁的次数，回家后自己即可每天清洗外阴1～2次，使用温水，清洗顺序应该从前往后，保持外阴的清洁，可以防止产褥期感染。

不能使用碱性肥皂

新妈妈清洗阴部不能使用碱性肥皂，应尽量选择刺激性较小的婴儿浴皂，新妈妈自身免疫平衡不稳定，碱性物质很容易破坏阴部弱酸性环境的灭菌“护阴”作用。

会阴侧切后怎么清洗

不同情况下如何清洗	
正常情况	每天要用温水勤冲洗会阴部，尤其每次便后更要用消毒棉擦拭冲洗外阴，切忌由后向前擦，应该由前向后
伤口发生血肿时	有些妈妈会因第二产程较长而伤口水肿，在拆线前缝合线勒得很紧，可用95%的酒精纱布或者5%的硫酸镁溶液热敷、湿敷，每天做两次
会阴切口发生感染时	1.当伤口出现肿胀、疼痛、硬结时，遵循医嘱服用抗生素，局部1：5高锰酸钾温水坐浴浸泡伤口，每天两次，每次1～15分钟 2.用清热、解毒、散结的中药（请中医生开药）煎液清洗伤口也有很好的效果 3.可在家中用台灯进行局部理疗，但须注意不要烫伤

产后有阴道炎怎么清洗

不明原因的外阴瘙痒	
1	每天用温水清洗外阴两次以上
2	每次洗后在外阴部涂抹止痒剂
3	如无好转，立即去医院查找病因

患滴虫性阴道炎	
1	每天可清洗两次左右
2	选用偏酸性清洗液，防止滴虫生长
3	不仅要清洗外阴部，同时还需清洗阴道

宫颈糜烂	
1	每天清洗1～2次
2	采用电熨治疗后1个月内避免盆浴和阴道冲洗
3	子宫颈放药后禁止坐浴

坐月子期间如何待客

穿着睡衣坐着或躺着	当看到你穿着睡衣的时候，大多数人都考虑到你没有完全恢复正坐着或躺着，常不会逗留很长时间
限制探访时间	当你在沙发上休息的时候，你的丈夫或者父母可以帮助你招呼来访者，并且帮助你送客。别担心，这并不会被认为是无礼
请来访者帮个小忙	来访者将会非常高兴去帮你做点儿什么，比如把热奶在凉水中冰一冰

14类哺乳期禁用药物

新妈妈服用药物时，应考虑对新生儿的危害。新妈妈在哺乳期不能服用以下药物：

1	溴隐亭可以抑制泌乳
2	抗肿瘤药物，如环磷酰胺、阿霉素、氨苯喋啶等，可抑制骨髓造血，并有致癌作用
3	抗精神病药物可影响新生儿智力发育，使肝脏受损
4	抗甲状腺药物，如他巴唑、D860等，可造成新生儿甲状腺功能低下，影响智力发育
5	氯霉素可使新生儿出现灰婴综合征，表现为腹泻、呕吐、呼吸功能不良、循环衰竭及皮肤发灰等，还可影响新生儿骨髓造血，引起贫血
6	链霉素、卡那霉素、庆大霉素可损伤听神经和肾脏，引起听力障碍和肾脏功能损害
7	喹诺酮类抗生素药物，如诺氟沙星、氧氟沙星等，可影响新生儿骨发育
8	四环素司影响新生儿牙龄口骨骼发育，造成牙釉质发育不全，新生儿牙齿发黄
9	磺胺药可引起肝脏和肾脏功能的损害
10	氯丙嗪和安定可引起新生儿黄疸
11	甲硝唑可使新生儿出现厌食、呕吐现象

产后何时开始性生活

一般情况下，产后第6～8周后恢复性生活，对健康没有大妨碍，是安全的。但有些人即使分娩顺利，子宫恢复较快，体质又好，性生活也不可以恢复过早，即分娩后的4周之内，绝对禁止进行性生活。这是因为在分娩时撑大了的阴道壁黏膜变得很薄，子宫内也有裂伤，完全愈合需要3～4周时间，而且，分娩时开放的子宫口短期内也不能完全闭合。因此，若在产后4周有性生活，不仅阴道壁黏膜容易受伤，病菌也会乘虚而入，引起子宫内感染、出血和发炎，发生产褥热等严重疾病。特别是少数人在产后两周内，恶露未净的情况下就过性生活，很容易导致产褥热，危险性非常大，必须坚决杜绝。

虽然产后4周后可以恢复性生活，但由于要哺育、护理婴儿，比较容易疲劳，又因为哺乳期阴道壁较为脆弱，为此在产后哺乳期性生活有可能引起阴道壁裂伤而产生大出血。同时，卵巢激素的作用还不够充分，阴道黏膜的柔软度也稍差一些。所以，在刚恢复性生活时，忌动作过猛，节奏不宜太快，准备时间适宜更长一些，否则会引起性器官的损伤。但如果本身条件较差，分娩时产道裂伤较大，或恶露未尽，都应该推迟性生活的时间。

另外，如果在分娩过程中做过剖宫产或侧切手术，一定要根据伤口愈合的情况来决定能否进行性生活，最好请大夫检查之后再决定。倘若产后阴道血性分泌物(恶露)持续时间较久，那么，一定要等恶露彻底干净之后才能开始性生活。

剖宫产8周以后，如果身体恢复得很好，就可以开始过性生活。但开始时，为不至于过分疲劳，切忌避免激烈的动作。同时，性生活的次数应有所控制，每周1～2次为宜。

此外，人们往往因为哺乳期伴有闭经现象，因而忽视哺乳期避孕。其实，许多新妈妈在哺乳期虽然闭经，但还是照常排卵的，如性生活时不注意避孕，同样会造成受孕，所以哺乳期性生活时切忌有侥幸心理。

坐月子期间要不要避孕

理论上哺乳期分泌的催乳素很高，由此卵巢功能受到抑制。卵巢是分泌女性激素的，被抑制后分泌激素减少，就不能较好地促进卵泡发育，也就不会排卵，这就是哺乳期间不容易怀孕的原理所在。

但是，不容易并不代表不可能。就现实情况而言，由于新妈妈吃得都比较好，营养丰富，而且有的新妈妈是一半母乳喂食一半人工喂食，所以卵巢功能恢复得可能比较早、比较好，在这样的条件下，完全有可能在产后一至两个月就排卵。即使是全哺乳新妈妈，没停奶就来月经的也不少见。

产后42天，新妈妈的子宫、卵巢、输卵管等生殖器官都恢复到正常状态，恶露干净了，不哺乳的新妈妈乳房也恢复正常了，因而可以过性生活。生殖器官的恢复也同时意味着月经的重来。没有哺乳的新妈妈，通常产后42天后就可能会恢复月经，而且大部分都是有排卵的月经。如果此时过性生活不避孕，怀孕的概率就会大大增加，即使是不确定何时排卵的哺乳女性也难幸免。

产后采取哪种避孕方式最好

随着医学技术的发展，新妈妈如今在选择何种避孕措施上已拥有很大的自由度。不愿意上环的，可以吃避孕药、打避孕针、采用皮下埋植或者用避孕套。但从专家角度来看，上环仍是最佳的避孕方式。上环的避孕率高，这是最利于新妈妈身体恢复的一点。其次，它不影响哺乳，而吃避孕药、打避孕针以及皮下埋植都属于激素用药，会通过乳汁进入宝宝体内，对宝宝的生长发育不利。再者，上环的不良反应比较小，有时可能是月经量多一点，或出现腰疼，但绝大多数人都可以用。激素类药则不同，可能会带来月经不调，并且也不适宜乳腺增生、子宫肌瘤等患者使用。上环是不含药物的，除提高避孕效果外，还能减少月经量多等不良反应。除避孕外，考虑到新妈妈产后身体虚弱，激素水平偏低导致阴道干燥、组织较脆，而且有侧切的伤口，建议前几个月性生活次数少一点，动作轻柔一点，注意卫生。

宫缩痛怎么办

有的新妈妈在分娩后最初3～4天，由于子宫收缩而引起下腹部剧烈的疼痛，称为产后痛或后阵痛。这种疼痛多发生在经新妈妈，特别是双胎或分娩过快的人，初新妈妈的阵痛较轻，后阵痛多在产后1～2天出现。其发生的原因是在子宫复位病症，不必担心。

如果产后痛的程度很强烈，引起身体不舒服或是焦虑失眠，可以采取下面的步骤改善：

1	告知医生，视情况停止使用子宫收缩药物或减量
2	请医生开镇静止痛药物
3	下床走路，帮助子宫积血排空
4	采用俯卧的姿势，可以减轻疼痛
5	避免吃刺激性的食物或是冰冷的食物
6	按摩足部的三阴交穴，或是背部膀胱经的相关穴道，可减轻疼痛

乳房胀痛怎么办

在产后的最初两三天，乳腺开始分泌乳汁之前，由于静脉充盈、淋巴潴留及间质水肿，乳房出现膨胀。此时，仅有少量初乳而乳房却充满硬块，碰碰就痛，可能腋窝还有肿大、变硬和作痛的淋巴结或副乳腺。一般不发热，即使体温上升，也不会超过38℃。乳胀持续一两天后，即自然消退，乳腺正式开始分泌乳汁。倘若乳房极度膨胀，疼痛剧烈难以忍受，可采取下列措施：

1	用乳罩将乳房向上兜起托住
2	哺乳前，用湿毛巾热敷乳房或在湿毛巾上放个热水袋以促使乳汁畅通
3	哺乳间歇，用湿毛巾冷敷乳房以减轻局部充血，夏季可用冰袋
4	如果宝宝吮吸能力不足，可用吸乳器吸出哺喂
5	中药鹿角粉，每天9克，分2次服，用少量黄酒冲服更好，有消胀催乳作用

哺乳后乳汁残留的对策

喂奶姿势以座位为好，把宝宝抱在怀里，头侧稍抬高。最好不要侧卧喂奶，尤其在夜间，容易打瞌睡，不但容易压着宝宝，乳房也容易堵塞宝宝口鼻，可使宝宝发生窒息。每次哺乳时，应先将一侧乳汁吸空后，再吸另一侧。如果哺乳后仍有剩余的乳汁，要把它排空，可用手挤除或用吸奶器吸净，不让乳汁残留在里边。有的人担心乳汁量不足，授乳后有残留，也舍不得挤出去，留着下次再喂，以为奶量能多些，这样做是不正确的，效果也适得其反。因为只有当乳汁全部排空后，才能有利于下奶。如不排空乳汁，分泌量反而减少。

产后户外活动

分娩顺利的新妈妈为了促使身体早日复原，于产后8～12小时，就可以自己到厕所排便，并在室内行走、活动，但应以不疲劳为度。如果是剖宫产而且无并发症者，于产后第二天可以试着在室内行走，以后逐渐增加活动量。1周后如果天气晴朗，可到户外活动。在户外呼吸新鲜空气，晒晒太阳，会使精神愉快，心情舒畅。天气不好如刮风或下雨，就不要出去了。

产后何时可恢复正常工作

一般新妈妈如身体素质很好，待产后疲劳消除得很快，同时会阴部没有裂伤，那么第二天就可坐起来或下地活动。半个月后就可做一些轻便的家务，如擦擦桌子、收拾房间等，这些活动有利于增加食欲，减少排便的困难和恢复苗条体形。较粗重的工作如洗衣服、提水、抬重物等暂不能做，避免因重体力劳累导致子宫脱垂等疾病。

分娩后盆底组织变得松弛，而且张力较差，这是因为分娩时胎儿通过阴道，使盆底部的肌肉和筋膜极度伸张，再加上胎儿头自阴道下降时压迫盆底组织，使之缺血、水肿，肌肉筋膜发生撕裂造成的。这些变化都要在产褥期间逐渐恢复。因此，产后注意休息是完全必要的，但这种休息并不意味着坐在床上不活动。

一般在产后6～8周，盆底组织基本恢复正常，新妈妈可到医院做一下产后检查，包括全身检查及生殖器复旧、伤口愈合情况、盆底托力检查等，正常者方可正式恢复工作和劳动。因为8周后，全身各器官及各系统在妊娠期间的变化也都基本恢复正常，所以一般产假规定56天，产后8周基本都可以恢复正常工作。

难产或剖宫产手术的新妈妈，因恢复得比较慢，故恢复工作的时间应适当延长，于产后10周，即70天左右可以恢复正常工作，如从事重体力劳动者应再适当延长。

防止断奶后乳房萎缩

乳房萎缩的原因

哺乳的影响：大多数女性哺乳期身体消耗较大，带宝宝又辛苦，加之营养跟不上，使体内储备的脂肪耗竭，形体开始消瘦，再加上不注意哺乳期乳房保健，便造成乳房缩小。

雌孕激素的影响：妊娠期及产褥期由于大量的雌孕激素作用，使乳腺管增生，腺泡增多，脂肪含量增加，乳房丰满。而断奶后，激素水平下降，乳腺腺体萎缩，腺泡塌陷、消失，结缔组织重新取代脂肪组织，乳房则出现萎缩现象。

性刺激的影响：有些女性怕再次受孕，对性的要求淡漠，缺少性刺激等，也可能会使乳房萎缩。

防止乳房萎缩的措施

1	新妈妈保持乳头清洁，以防产后乳腺炎的发生
2	哺乳期仍要穿上合适的乳罩，支撑乳房，以维持正常血液循环
3	合理安排哺乳期生活，保证营养和充足睡眠
4	产后采取避孕措施可恢复正常的性生活

产后42天需要到医院复查吗

妊娠期为了适应胎儿发育的需要，新妈妈全身发生一系列的生理变化，分娩后新妈妈全身各器官除乳房外，均会在6～8周内恢复至正常状态。产后42天左右到医院去做产后检查，是为了了解新妈妈的身体恢复得如何，宝宝的发育及其健康状况如何，并得到相关的指导。产后42天检查的主要内容有：

对新妈妈进行的检查

一般情况：测脉搏，量血压，听心肺，查血，尿常规，特别是对有孕产期并发症的新妈妈，如需要还可再做其他相关的检查。

乳房检查：乳房有无硬块、硬块活动度、有无压痛，乳头有无皲裂，并了解哺乳情况。

盆腔检查：外阴、阴道、子宫、盆底组织恢复情况，阴道分泌物的性状，恶露是否排净，若血性分泌物仍较多则为子宫复旧不良或有炎症，需服药治疗，若有会阴侧切伤口或腹部伤口，还要看伤口愈合情况。

对宝宝进行的检查

了解宝宝的生长发育情况，测身高，量体重，检查全身各脏器有无异常，包括听心肺、摸囟门大小、摸肝脾、检查有无黄疸、外生殖器的发育情况。

进行相关的指导

新妈妈可以对日常起居、宝宝护理、喂食中遇到的问题向医生进行咨询，医生会给予相应的建议和指导。如月经的问题、避孕方式的选择、宝宝补钙、补鱼肝油的问题、宝宝常见症状的处理等。

新妈妈为什么要避风寒

中医讲由于新妈妈产后真气大伤，气血不足，百脉空虚，即俗称的“体质虚弱”，稍有不慎，就会引起疾病。

分娩之后，新妈妈汗腺分泌旺盛，出汗多，冷风、寒气很容易乘虚而入，可以直接引起神经性疼痛；或者由于受凉后，血管收缩，影响了血液的正常供给，因为循环障碍而引起偏头痛、腰痛、腿痛等毛病。所以，新妈妈在分娩后要避免直接吹风、贪凉。

为此，穿着应舒适、柔软、保暖，床铺不要放在冲风口(但要注意整个屋子的通风透光，以保持空气新鲜)；尽量不要用冷水洗刷东西，更不要洗冷水澡。

另外，新妈妈消化能力差，最好不吃生冷食物，以免寒凉伤胃，妨碍血液循环，引起胃痛或腹痛。

要注意烹调方法

产后饮食花色品种比较丰富，但应注意烹调方法，否则会造成营养素大量损失。如蒸馒头不应过量加碱，煮稀饭不得加碱，否则会造成B族维生素大量流失。大米淘洗次数过多或蒸饭也会造成B族维生素和无机盐大量流失，因此米饭以闷煮或蒸煮较好。蔬菜等应先洗后切，大火快炒，以减少维生素特别是维生素C的损失及破坏。动物性食物如禽肉、鱼类的烹调方法以煮或煨为好，少用油炸。食用时要同时喝汤，这样既可增加营养，还可补充水分，促进乳汁分泌。

产后为什么出汗多

分娩以后，新妈妈出汗特别多，尤其是在睡觉或刚醒后，出汗更多，夏天时甚至大汗淋漓，把衣被都能浸湿。产后为什么会出汗多呢？这是因为妊娠时，新妈妈体内潴留水分较多，到产褥期多余水分将通过皮肤排出，皮肤排泄功能旺盛。所以产后出汗多是正常的生理现象，不必为此担心。产后出汗多，虽然是正常的生理现象，但要加强护理。产后室温不要过高，适当开窗通风，保持室内空气流通、新鲜，但不要贪凉，更应避免床头对流风或用电扇直接吹。衣被不要过厚，“捂月子”更是不对的。出汗多时要勤换衣被，身体可用毛巾擦干，或用温水擦身，这样可以防止感冒。

产后为什么肚子痛

某些新妈妈，在分娩后最初的3～4天，可以感到小腹部阵阵疼痛，疼痛严重时，可在小腹中摸到或见到子宫明显变硬并隆起，同时恶露排出增多，当哺乳时，可以感到疼痛更明显，医学上称为产后宫缩痛。这种病多见于经新妈妈或急新妈妈，强烈的子宫收缩使子宫壁神经纤维受压，子宫组织缺血、缺氧，因而引起肚子疼痛。哺乳时子宫收缩更明显，所以疼痛就更显明。此外，若子宫腔内存留有血块或大片胎膜，残留的胎盘小叶，也可引起产后宫缩痛并有出血。疼痛一般出现在产后第一天，以后逐渐减少，以至完全消失。

产后月经什么时候恢复

刚生后每天都有阴道流血，叫做“恶露”。其量由多渐少，颜色由深变浅，停止的日期因人而异，有的半个月，多数一个月。如果40多天还未干净，或虽然干净数日又突然大出血，此时应去医院检查。

第五章

常见疾病的预防与护理

第1节 生殖器官感染

产生原因

常见生殖感染疾病	
滴虫性阴道炎	白带发生改变及外阴和阴道口瘙痒，白带增多呈稀薄泡沫状
真菌性阴道炎	白带增多及外阴、阴道瘙痒，可伴有外阴、阴道灼痛，小便时尤为明显。时有尿频、尿痛、性生活痛
急性宫颈炎	白带多，呈脓性，有时带血丝，伴下腹坠胀，腰骶部疼痛
慢性宫颈炎	白带多，黏稠浓厚，有时呈黄脓性，有时有接触性出血，当炎症扩散到盆腔时，可有腰骶疼痛，盆腔部下坠痛等

预防方法

饮食

改变饮食可增强免疫力，避免常常感染真菌，如少吃淀粉类、糖类以及刺激性的食物（酒、辛辣物、油炸类），多吃蔬菜水果类，水分要充足。

清洁

产妇在“坐月子”期间，身体分泌出的多种分泌物，会滋生细菌，这就要及时清洗来保证产妇和宝宝的健康。每天用清水清洗外阴，必须用肥皂时，选用刺激性较小的婴儿浴皂，以减少对皮肤的刺激。不与他人共用浴盆、浴巾，洗下身和洗脚的盆、毛巾要分开，尽可能洗淋浴；避免共用不洁的马桶；内裤要勤换洗，在阳光下晒干；使用清洁的月经卫生用品。如非必要不要冲洗阴道，维护女性生殖器官的天然防线，不破坏阴道内的生态平衡，不让外界的病原体进入阴道。

锻炼

有研究发现，每周运动6个小时可使生殖道感染的风险降低27%。

晒太阳

充分的日光浴可以提高女性的免疫能力。有资料显示，在日光充裕的季节，女性生殖道感染的概率明显低于其他季节。

第2节 乳腺炎

产生原因

乳头内陷

乳腺炎多发生在乳头内陷的人，由于乳头内陷，势必在乳头上有四五对乳腺导管不通或通畅不好，致使乳腺管内分泌的大量乳汁吸不出来，产生积乳，产妇自觉乳房胀疼，经过3～4天仍排不出、乳汁开始发酵，对乳腺管产生炎性刺激，出现很硬的肿块，有自觉痛和压痛，这就是积乳性乳腺炎。

乳头卫生不良

细菌入侵是导致急性乳腺炎的关键因素。在我们的生活环境中，细菌是无处不在的，尤其在我们的双手、口腔、体表皮肤和衣物上，都存在大量的金黄色葡萄球菌、链球菌等致病性细菌。

乳晕裂和乳头裂

这两种裂发生以后常常有黄水渗出，发现后应该立即用高锰酸钾水在哺乳前后洗浴乳头，否则，会很快发展成乳腺炎。如果渗出的黄水很多或有脓性分泌物，要停止哺乳，不然会损害婴儿健康。

乳腺炎患者起初会感觉到乳房疼痛，局部出现硬块、胀痛。随着病情发展，还可能出现怕冷、寒战、体温一下子升高，有时可至39℃以上，脉搏加快。一般情况下，只有一侧的乳房出现发炎的症状。患病的乳房疼得不能按，局部皮肤发烫、红肿，并有硬块。同一侧的腋窝处淋巴结肿大，按压有疼痛感。如果到医院查血常规会显示白细胞数量明显增高了。

预防方法

1	注意宝宝含乳方式是否正确，若吮吸姿势不正确，奶水不易排空
2	在妊娠后期，要经常用温水或用75%乙醇擦洗乳房，以增加乳头皮肤的抵抗力
3	每次哺乳时要使奶汁完全吸空，如婴儿吮吸力不够，不能吸空时，可用吸奶器或用手将乳汁挤出，不使乳汁郁结在乳房内
4	如发生乳汁郁结，可局部热敷或用吸奶器将乳汁吸出，用手从乳房四周向乳头方向轻轻按摩
5	高盐高油的食物会使奶水浓稠，更加不易排出，妈妈可以多食用含大豆卵磷脂的食物，有助于奶水的排出

第3节 肛裂

产生原因

小腹疼痛、腹胀、月经失常、盆腔疼痛、尿急是卵巢肿瘤的早期表现。当囊肿影响到激素产生时，可能会出现阴道不规则出血等症状。

疼痛

肛裂可因排粪引起周期性疼痛，这是肛裂的主要症状。当有便意时，肛门舒张，疼痛开始。排便时，粪便冲击裂口，立即感到肛门内灼痛和刀割样疼痛，称为排便痛。排便后数分钟疼痛减轻或停止，这个时期为疼痛间歇期。然后因肛门括约肌痉挛收缩，病人又感觉剧烈疼痛。疼痛的程度随着肛裂的大小和深浅的不同而有轻重。这一期间的疼痛，常持续半小时至数小时，常坐卧不安，十分痛苦。当括约肌因痉挛而疲倦时，疼痛才逐渐停止。这是疼痛的一个周期，以后又因排便或喷嚏、咳嗽、排尿等，引起周期性疼痛反复发作。

便秘

多因患者恐惧排便时的剧痛，有意推迟排便时间和次数，使粪便在直肠内停留时间延长，水分被完全吸收，大便变得干硬，而此时排便，则会使裂口创伤加重，裂口加深，疼痛加重。如此往复，形成恶性循环。为此许多产妇服用缓泻剂，致肛管缺乏正常粪便的扩张，肛管狭窄，并形成药物依赖性顽固性便秘。

便血

排便时常在粪便表面或便纸上见有少量新鲜血迹，或滴鲜血。大出血少见。

肛门瘙痒

由于裂口溃疡面或皮下瘘管的分泌物，或肛门腺体流出的分泌物，刺激肛缘皮肤引起肛门湿疹和肛门搔痒。自觉肛门常潮湿不爽，并可使皮肤伴有表浅裂口或皮损。

全身症状

剧烈的疼痛可加重精神负担，并影响休息，引起神经衰弱。有的人会因恐惧排便，有意减少进食量，久而久之，可引起轻度贫血和营养不良。还可出现月经不调，腰、骶部疼痛。肛裂感染期可有发热、肿痛和流脓血等。

预防方法

一直以来，饮水疗法是防止便秘最有效而廉价的方法。按成年人的生理需要，每天摄入的液体量应达到2000～3000毫升。

在秋季气候干燥时显得格外重要。饮用的可以是白开水、淡盐水、蜂蜜冲水和饭前饭后的汤水。不宜过多饮用浓茶或含咖啡因的饮料。

因茶叶中的鞣酸可以收敛大便，而咖啡因则有利尿、加速水分丢失的作用。

扩肛保健法

用右手指涂上适量具有润滑作用的痔疮膏或抗生素膏，先在肛周轻轻按揉1分钟左右，然后将示指缓缓伸入肛门内约2个指节。

将伸入肛内的示指向前后左右四个方向扩肛，持续3分钟，对有裂口及内括约肌疤痕纤维处要适当加压用力，有利于内括约肌松懈。

扩肛后，再在肛管口涂适量痔疮药膏。

发生便秘，可服蜂蜜、麻仁丸以利润肠通便，每次排便前在肛门内挤入开塞露再排便。

适当吃梨、慈姑、香蕉以增强肠道水分。肛裂者可在便后用温水坐浴15～20分钟，在肛裂处涂九华膏等收敛消炎药。

排便时注意用力不要过猛，手纸应柔软，以免擦伤肛门皮肤。必要时可手术治疗。

便后坐浴

排便后最好用温水坐浴15～20分钟，一般无须加任何药物。

如有肛裂感迹象，则可加入适量的洁尔阴痔痛一洗消或高锰酸钾。肛裂经久不愈或疼痛难以忍受时，可到医院用0.5%普鲁卡因溶液10毫升在肛门基底作封闭注射，镇痛效果较好。

也可在局麻下行肛裂切除术。

调节饮食结构

产妇在食鸡、鱼、肉、蛋等高蛋白质食物基础上，合理搭配一些含纤维素较多的食物。如粗粮、新鲜蔬菜。适当选食马铃薯、红薯等，也有利于排便通畅。多喝些水，吃植物油，能直接润肠，后者在肠道中分解的脂肪酸也有刺激肠蠕动作用，利于排便。少吃辛辣刺激食物。

1	肛裂忌食辛辣刺激、油腻、生冷及热性食品
2	不宜食用香燥煎烤的食物，如油煎的食物及炒货等
3	不宜食温补之品，而宜食滋补之品，如核桃、莲子、大枣等
4	肛裂饮食宜食用纤维素较为丰富的及具有润肠作用的食物，如荠菜、白木耳等
5	食易于消化而质地较软的食物。

第4节 子宫脱垂

产生原因

子宫从正常位置沿阴道下降，子宫颈外口达坐骨棘水平以下，甚至子宫全部脱出于阴道口外，称为子宫脱垂。常伴有阴道前、后壁膨出。本病主要病因是盆底支持组织的损伤、薄弱。

子宫脱垂的途径	
1	分娩时软产道过度伸展，支持子宫正常位置的韧带、筋膜、肌肉发生损伤和撕裂；宫口未开全即向下屏气用力；难产、急产、滞产等导致盆底组织损伤；如肛提肌及会阴体裂伤，裂伤后还未能及时缝合，产后保健又不理想，就成为子宫脱垂的常见原因
2	分娩时未能很好保护会阴，产后又未能及时修复，导致子宫的支持组织松弛或撕裂，从而为子宫脱垂创造了条件
3	新妈妈原来体质就虚弱，产后由于经常咳嗽、便秘，腹压增加而引起

预防方法

如果属于早期脱垂或症状较轻者，可取平卧位或稍坐一会儿，即可使会阴部恢复常态。

也可使用运动疗法，如缩肛运动，一缩一放地进行，每次10～15分钟，每天2次。可采用针灸、中药外用和内服、子宫托等综合治疗。

严重的子宫脱垂应做保守性手术，使子宫恢复正常前位以利受孕。例如阴道前后壁修补术加主韧带缩短术及子宫颈部分切除术。

但术后一旦受孕，应进行剖宫产术分娩，以免产后再次造成子宫脱垂症。除此之外，产后24小时，应开始做俯卧体操，每天2～3次，每次15分钟，这样可使子宫位置尽快复原到正前倾位。

第5节 产后血晕

产生原因

产妇分娩以后，头晕眼花，难以起坐，昏倒榻下，或心中郁闷，恶心呕吐，心烦不安，甚则口噤神昏，不省人事，都是产后血晕的症状。

本病的发生是由于产后失血过多，心神失养所致。此外，产后恶露不下，淤血上攻扰乱心神亦可致头晕。

预防方法

产后血晕多由于产妇素体气血虚弱，加之生产时产程过长，失血过多，气随血脱；或产时体虚受寒，寒凝血瘀，气逆于上等引起。

血虚气脱而致血晕

其主要症状表现为头晕眼花，神志昏迷，唇白面青，心慌肢冷，身出虚汗等。

适宜滋补气血，益气固脱，方药可选定坤丹或独参汤。若汗出肢冷，则用参附汤，以回阳救逆；若伴出血不止，则于参附汤中加姜炭，以止血。

还可采用药膳调治，如黄芪粥，取黄芪20克，加水200毫升，煎至100毫升，去渣留汁。用粳米50克煮粥，熟时加药汁和适量红糖，稍炖即成，每日早晚各一次。亦可用桂圆枣仁芡实汤，桂圆肉10克，芡实12克，炒枣仁10克，共入锅中，水煎，去渣取汁饮服，每日一剂，连服五天。

瘀阻气闭型血晕

其主要症状表现为产后恶露不下或者量少，少腹阵痛拒按，甚至心下急满，气粗喘促，神昏口噤，不省人事，两手握拳，牙关紧闭，面色紫黯，唇舌均紫等。

适宜行血逐瘀，方药用夺命散加当归、川芎。若兼胸闷呕哕，则加姜半夏以降逆化痰。也可用下列药膳调理，如佛手山楂元胡汤，佛手6克，山楂10克，元胡6克，水煎取汁服用，每日一剂。桃仁粥，桃仁15克捣烂，加水浸泡，去渣留汁。粳米50克煮粥，待粥半熟时加入桃仁和少许红糖，炖至粥熟即可，每日晨起食之。黑豆红花汤，黑豆30克，红花6克，共入锅中，水煎，去渣取汁，冲红糖50克温服，每日一次。

第6节 痔疮

产生原因

产后易患痔疮的原因，是妇女产后由于子宫收缩，直肠承受胎儿的压迫突然消失，使肠腔舒张扩大，粪便在直肠滞留的时间较长，容易形成便秘。加之在分娩过程中扯破会阴，造成肛门水肿疼痛等。因此，妇女产后注意肛门保健和防止便秘是防止痔疮发生的关键。

预防方法

勤喝水、早活动

由于产后失血，肠道津液水分不足，以致造成便秘，而勤喝水、早活动，可增加肠道水分，增强肠道蠕动，预防便秘。

多食粗纤维食物

一些妇女产后怕受寒，不论吃什么都加胡椒，这样很容易发生痔疮。同样，过多吃鸡蛋等精细食物，可引起大便干结，使粪便在肠道中停留时间较长，不但能引起痔疮，而且对人体健康亦不利。因此，产妇的食物一定要搭配芹菜、白菜等纤维素较多的食品，这样消化后的残渣较多，排便时易排出。

勤换内裤、勤洗浴

不但保持了肛门清洁，避免恶露刺激，还能促进血液循环，消除水肿，预防外痔。

早排便、早用开塞露

产后应尽快恢复产前的排便习惯。一般3日内一定要排一次大便，以防便秘；产后妇女，不论大便是否干燥，第一次排便一定要用开塞露润滑粪便，以免撕伤肛管皮肤而发生肛裂。

应用药物坐浴或软膏治疗

有痔的产妇，产后应用药物坐浴或软膏治疗。痔翻出过大，在痔的表面涂些油膏，用手指将充血水肿部分慢慢推送肛门内，待水肿消退后，病情就会减轻，大约1个月，红肿和疼痛都会消失。

第7节 产后痛

手关节痛

产生原因

孕妇分娩后，体内激素发生变化，结果会导致关节囊及其附近的韧带出现张力下降，引起关节松弛。此时如果过多从事家务劳动，或过多抱孩子，接触冷水，就会使关节、肌腱、韧带负担过重，引起手关节痛，且经久不愈。

预防方法

在产褥期，产妇要注意休息，不要过多做家务，要减少手指和手腕的负担，少抱孩子，避免过早接触冷水。

骨盆疼痛

产生原因

骨盆疼痛的原因是产妇分娩时产程过长，胎儿过大，产时用力不当，姿势不正以及腰骶部受寒等，或者当骨盆某个关节有异常病变，均可造成耻骨联合分离或骶髂关节错位而发生疼痛。此外，在韧带未恢复时，由于外力作用如怀孕下蹲或睡醒起坐过猛、过早做剧烈运动、负重远行等，均易发生耻骨联合分离。表现为下腰部疼痛，并可放射到腹股沟内侧或大腿内侧，也可向臀部或腿后放射。

一般来说，此病过一段时间（几个月甚至1年左右），疼痛会自然缓解。如果长期不愈可采用推拿方法治疗，并可服消炎止痛药，既可减轻疼痛，又可促进局部炎症吸收。

预防方法

1.患有关节结核、风湿症、胃软化症的妇女应在怀孕前治愈这些疾病，然后再考虑妊娠。

2.怀孕后，多休息，少活动，但不能绝对静止不动，要适当而不要做过分剧烈的劳动或体育锻炼，如做一些伸屈大腿的练习，尽量避免腰部、臀部大幅度地运动或急剧的动作。

3.产后避免过早下床或在床上扭动腰、臀部。

产后腰腿痛

产生原因

产后腰腿痛的主要临床表现，多以腰、臀和腰骶部疼痛日夜缠绵为主，部分患者伴有一侧腿痛。疼痛部位多在腿内侧或外侧，可伴有双腿沉重、酸软等症。

主要原因	
1	产后休息不当，过早地持久站立和端坐，致使产妇妊娠时所松弛了的骶髂韧带不能恢复，造成劳损
2	产妇分娩过程中引起骨盆各种韧带损伤，再加上产后过早劳动和负重，增加了骶髂关节的损伤机会，引起关节囊周围组织粘连，妨碍了骶髂关节的正常运动所致
3	产后起居不慎，闪挫腰肾以及腰骶部先天性疾病，如隐性椎弓裂、骶椎裂、腰椎骶化等诱发腰腿痛，产后更剧

预防方法

注意休息和增加营养，不要过早持久站立和端坐，更不要负重。避风寒、慎起居，每天坚持做产后操，能有效地预防产后腰腿痛。

一般人都会想到，分娩后会阴疼，或是剖宫产刀口疼，可是为什么胳膊和腿也疼呢？这是因为分娩时会变换不同的姿势，把腿长时间放在产床的脚蹬上，或身体下垫了一些什么东西，致使腿一直处于比较别扭的姿势，因而引起腿痛。另外，分娩时用力，胳膊也在帮助使劲，或许当时根本没什么感觉，可在之后就会发现胳膊也很酸痛。由此说生孩子就像跑一次马拉松并没有夸张，即使分娩过程很顺利，时间很短，肌肉也可能被拉伤。

解除这类疼痛的最好方法是热水浴、按摩和一些能够放松的方法，产后适当做一些运动也能减轻症状。一般来说，这类疼痛无须服药就可自行消失。疼痛明显时局部进行热敷或理疗，也可采用针灸、中药熏蒸等方法，或到医院做超短波、神灯等物理治疗。另外还可以采用食疗法缓解疼痛。

头　痛

产生原因

产后头痛的原因，很可能是因激素分泌水平的改变而引起的。还有一种可能则是在分娩时采用了硬膜外腔分娩镇痛或脊椎穿刺，也会引起剧烈头痛。不过，这种情况并不多见。

预防方法

对于第一种头痛，放松是最好的方法，头痛症状会随着激素分泌逐渐恢复正常而消失，如果需要，也可以适当地吃些止痛药。如果是后一种原因引起的头痛，应平卧几天，必要时可使用咖啡因止痛。

会阴部疼痛

产生原因

这是一般人都会料到的痛处。从阴道一直到直肠部位都会有痛感。因为胎儿在分娩出时这些部位都要扩张，然后再逐渐恢复到原状。因此，这些部位的肌肉或许会肿胀，就会让你感到痛。再有就是，如果在分娩时进行了侧切缝合，在产后更会感到疼，在最初几天甚至连行动都会很不方便。如果使用了真空吸引术和产钳，那么肌肉肯定会受到更多的伤害，也就会更疼了。

预防方法

在产后立即冷敷，对会阴处的恢复很有帮助。另外，坐浴对缓解这类疼痛也很有效，在家里就可进行坐浴治疗。产妇还可试试使用一种专门可冷却的卫生护垫，这也会让疼痛部位觉得舒服些。如果疼痛真的难忍，必须用药止痛，一定要先问问医生。

乳房疼痛

产生原因

产后乳汁充满乳房，如果乳腺管还没完全畅通，乳汁不能顺利排出，会使你感到乳房发胀、发热和刺痛，不过这些症状都是正常的。如果产妇真觉得很疼，哺乳是最好的解决办法。

预防方法

只要宝宝饿了就让他吮吸乳房，而不要考虑定时定量的问题，这样能够帮助乳腺尽快畅通。另外，还可试试热敷，或向乳头方向按摩乳房，都可帮助乳腺通畅。除非宝宝真的不肯吃奶，一般不要使用吸奶器，那样会使身体分泌更多的乳汁，加剧疼痛。要尽量让宝宝吃奶，这样乳房很快便只会分泌宝宝需要的乳量。

第8节 产后中暑

产生原因

产褥期产妇一般体质较为虚弱，中枢体温调节功能发生障碍，在高温、高湿、通风不良的情况下，往往容易导致产后中暑。产后中暑后，患者体温升高、脉搏和呼吸加快，面红不出汗，皮肤干热，全身起痱子或出汗而体温下降。由于夏天人体水分大量地蒸发，产妇平时还要多喝些盐开水，以补充体内流失的水分。

怎样预防中暑	
1	由于产妇产后对温度的调节能力较低，产妇的房间要保持适当的温度，做到经常开窗透气，穿舒适的短衣短裤即可
2	产后的产妇新陈代谢比较旺盛，喜出汗，所以要多饮水，勤换衣裤，避免潮湿致病
3	如果产妇感到头晕、恶心、胸闷、大汗、思饮等症状，一定要警惕是不是中暑的先兆，并加以处理

预防方法

如果发现产妇中暑，首先要镇定，先要把产妇转移到通风、清凉的地方休息，并迅速解开衣物。喂产妇喝些冷开水，或者藿香正气水等，一般在短时间内都会好转。如果无好转，产妇进入高热、昏迷状态，呼之不应，应立即送往就近的医院进行抢救，在去往医院途中，可用湿毛巾擦浴前胸、后背以降温。

1.如发现产妇有中暑的症状，应立即离开高温环境，到通风较好的凉爽处休息。2.解开衣服，多饮些淡盐水或服十滴水、仁丹、解薯片、藿香正气水等，短时间内即可好转。

3.出现高热、昏迷、抽搐者，应让患者侧卧、头向后仰，保证呼吸道畅通。在呼叫救护车或通知急救中心的同时，可用湿毛巾或用30%～50%的酒精擦浴前胸、后背等处。

第9节 产褥期发热

产生原因

产妇在刚生过孩子的24小时内，可以发热到38℃，但这以后，任何时候的体温都应该是正常的。如有发热，必须查清原因，适当处置。乳胀可能发热，但随着乳汁排出，体温将会下降。如果乳汁排出后仍不退热，就可能是别的原因。

预防方法

产褥期间出现发热，首先要看发热出现的时间。如果从产后24小时起，到10天之内的发热，应多考虑为产褥感染。此外，还可能有此期间发生的其他一些疾病，较常见的如乳腺炎、泌尿系统感染、上呼吸道感染、产褥中暑等。所以产后一旦发热，就应积极查找发热的原因，并针对病因治疗。

产后多汗要注意风寒

怀孕以后，体内血容量增加，大量的水分容易在孕妇体内积聚。但分娩以后，产妇的新陈代谢活动和内分泌活动显著降低，机体也再不需要如此多的循环血量了，积聚的水分就显得多余，必须排出体外，才能减轻心脏负担，有利于产后机体的全面康复。

人体排泄水分的途径有3条：一条是经泌尿系统从尿液中排出；一条是通过呼吸，从呼出的气体中以水蒸气的形式带走水分；第三条途径是通过皮肤以出汗的方式排出体外。所以，产妇在产期不仅尿量增多，而且支配汗腺活动的交感神经兴奋性也占优势，汗腺的分泌活动增强，这就使得产妇无论是在冬天还是在春秋季节，皆是全身汗涔涔的。这是机体在产后进行自我调节的结果，并非是身体虚弱，也不是什么病态，属于生理现象，不是病，常在数日内自行好转，不必担心。但需注意的是，在出汗时，由于毛孔张开，易受风寒，所以要防止受风、着凉，且在出汗时，要随时把汗擦干，汗液浸湿的衣服要及时更换，注意保持皮肤清洁。倘若出汗过多，长久不消失，多是产妇体虚的表现，那就要积极治疗。

第10节 附件炎

产生原因

分娩或流产后由于抵抗力下降，病原体经生殖道上行感染并扩散到输卵管、卵巢，继而整个盆腔，引起炎症。

在宫内节育器广泛应用的同时，患者不注意个人卫生或手术操作不严格而引发。未经严格消毒而进行的宫腔操作，如吸宫术、子宫输卵管碘油造影、子宫颈管治疗，以及消毒不严格的产科手术感染等。

一般疗法：患者应卧床休息，取半卧位，以有利于渗出液体或脓液积聚于盆腔陷凹处，而使炎症局限。应给予充分的营养及液体输入，纠正电解质紊乱及酸碱失衡。发热时可物理降温。腹胀严重者，可予以肠胃减压。减少不必要的妇科检查，避免炎症扩散。

抗生素疗法：患者均应做宫颈分泌物或后穹隆穿刺液的细菌培养，或做血培养及药敏试验，并以此为依据选择有效的抗生素。病原菌不清时，可用庆大霉素加甲硝唑，其对大肠杆菌及厌氧菌均有效。

症状表现：附件炎是指输卵管和卵巢的炎症。但输卵管炎、卵巢炎常常合并有宫旁结缔组织炎、盆腔腹膜炎，且在诊断时也不易区分，这样，盆腔腹膜炎、宫旁结缔组织炎，就也被划入附件炎范围了。一般来讲，附件炎是致病微生物侵入生殖器官后引起输卵管、卵巢感染的常见疾病。分为急性和慢性两种。急性附件炎症状明显，如发热、打寒战、下腹剧痛等。慢性附件炎有程度不同的腹痛，或小腹坠胀和牵扯感，时轻时重，伴有白带增多、腰痛、月经失调等症状。

预防方法

急慢性附件炎在治疗效果不是很好的情况下就要考虑手术治疗。

慢性附件炎可以适当使用中药治疗。慢性附件炎治疗，比较好的中药我们首选妇乐冲剂。也可以考虑用一些理疗方法。

理疗也有多种，比如激光、微波、离子透入等进行治疗。

第11节 产后尿失禁

产生原因

产后的妈妈每次咳嗽、大笑，打喷嚏或是弯腰的时候，都会有尿液漏出来。

产后尿失禁并不少见，它是因为分娩过程中胎儿经过产道时骨盆底的肌肉群（或肛提肌）被拉伤或是支配它们的神经血管受伤，所以导致肛提肌的松弛、萎缩。

当我们在大笑、打喷嚏、咳嗽或是弯腰时腹腔内的压力会增加，此压力传递到膀胱，膀胱内贮存的尿液会受到向外挤的压力。

正常情形下，此时骨盆底的肌肉群会适时收缩，扮演控制的角色，以免尿液外渗造成尴尬的情形。产后尿失禁就是因为这些肌肉功能受损，无法发挥功能而漏尿。

预防方法

产后尿失禁可做凯格尔运动(Kegel Exercise)来帮助复原。凯格尔运动就是骨盆底肌肉的收缩运动。经由反复的运动训练来复原及加强骨盆底肌肉的功能。骨盆底肌肉要怎么收缩？可先以中断尿液的感觉来体会一下。

盆底肌运动：仰卧在床，双脚屈膝微开约7～8厘米，收紧肛门、会阴及尿道5秒钟，然后放松，心里默数5下再重做，每次运动做10次左右，同时有规律地抬高臀部离开床面，然后放下，每次也在10次左右。起初，收紧2～3秒即可，逐渐增至5秒钟，此动作也可站立或坐立时进行。

腹肌运动：仰卧屈膝，双手放在大腿上，深吸一口气，呼出时收缩腹肌，将头及肩抬起，维持5秒后放松。双臂放在身体两侧，举起腿与躯干垂直，然后慢慢放下，另一只腿做同样动作，如此轮流交换举腿5次，每天1～2次。双腿放平，双手托枕部，利用腹肌收缩的力量使身体慢慢坐起来，反复多次，促进子宫收缩及回位。俯卧在床，将枕头置于腹下，保持这种姿势15分钟，俯卧时注意勿压迫双侧乳房。仰卧屈曲右膝，伸长左脚，收缩臀部及下肢肌肉，默数5下，然后放松，再做左脚。

第12节 产后感冒

症状表现

普通感冒表现为初期有咽干、咽痒或烧灼感，发病同时或数小时后，可有喷嚏、鼻塞、流清水样鼻涕，2～3天后变稠。可伴咽痛，有时由于耳咽管炎使听力减退，也可出现流泪、味觉迟钝、呼吸不畅、声嘶、少量咳嗽等。一般无发热及全身症状，或仅有低热、不适、轻度畏寒和头痛。

检查可见鼻腔黏膜充血、水肿、有分泌物，咽部轻度充血。如无并发症，一般经5～7天痊愈。

产生原因

冬季产后的妈妈常易患感冒，由于新妈妈气血两虚，抵抗力下降，加上出汗较多，全身毛孔经常张开着，又由于是在产褥期，长期处在温暖的环境中，稍加不注意就容易着凉，患上感冒。

预防措施

居室通风： 新妈妈的居室应坚持每天开窗通风2～3次，每次20～30分钟，这样才能减少空气中病原微生物的滋生，防止感冒病毒感染。通风时应先将新妈妈和宝宝暂移到其他房间，避免对流风直吹而着凉。

防寒保暖： 冬天坐月子，新妈妈的居室既要舒适安静，又要防寒保暖。室内温度最好保持在20℃～24℃，如果家中没有暖气，可以开空调或电暖器保持房间里的合适温度。

湿度适宜： 冬天家中有暖气，应特别注意居室内的空气不能过于干燥，空气干燥容易使人口干舌燥、流鼻血、咽痛等。可在室内用加湿器或放盆水，以提高空气湿度。室内的空气湿度应保持在55%～65%。

饮食均衡： 饮食要营养均衡。在冬天，新妈妈应适当多吃含维生素多的蔬菜水果和高蛋白食物，这些食物能促进细胞正常代谢，增强机体免疫力。还应多饮水，多排尿，及时排除体内毒素，有助于抵抗感冒病毒的侵袭。

应对方法

感冒家庭护理	新妈妈感冒后，必须补充大量水分，可以多喝白开水、姜糖水、冰糖梨水及各种新鲜果汁等；饮食要清淡、易消化，不吃辛辣刺激、油腻食物；必要时，可在医生的指导下，口服一些中成药；发热的新妈妈必须卧床休息，及时进行物理降温；如果出现高烧不退、咳嗽加重、呼吸困难等症状，应尽早去医院治疗。
合理用药	当病情加重时，新妈妈需在医生的指导下用一些对乳汁影响不大的抗生素，并口服一些中成药如板蓝根、感冒冲剂等。

饮食疗法

糯米葱粥

糯米100克，将糯米洗淘后，加水适量煮粥，将熟时，加入葱白数根煮至熟，空腹食用。

梨枣鸡蛋汤

梨、鸡蛋各1个，红枣、冰糖各适量。将梨洗净切块，然后加水煮沸，最后打入鸡蛋。早、晚各1次，服后休息。

白菜萝卜汤

白菜心250克，白萝卜60克，加水适量，煎好后放入红糖15克，趁热喝汤吃菜。

橘皮生姜红糖茶

橘皮、生姜各10克，切细丝，加水煎至半碗，服用时加入红糖适量，趁热服用。服后盖被睡觉，有助于退热，缓解头痛。

专家提醒

感冒虽然不会太大程度地影响母乳喂食，但妈妈最好还是请家人多帮助照看宝宝，自己则应抓紧时间休息。休息好了，感冒才会更快好转。

新妈妈患病毒性感冒时，可服用一些中成药，如感冒清热冲剂、双黄连口服液、双花口服液等。

如果是细菌性感染，可根据医生的建议用青霉素类或头孢类抗生素，如青霉素V钾片、先锋六号等。这些药都不会影响乳汁的质量，但需要依据个人情况做出选择。

第13节 产后风湿

产生原因

女性在产褥期间，由于风寒湿邪，出现肢体关节酸楚、疼痛、麻木，重者称为产后风湿，又称产后风。产后风往往有不同的原因，而且有时同样的症状也可由不同的原因引起。它的临床反应症状：除了怕冷、怕风、活动关节疼痛之外，还伴有麻木、抽搐、胀痛等因素。

预防方法

1	生活起居：注意保暖，不能让冷风直接吹身体，不要接触冷水；避免潮湿，避免过度劳累
2	饮食调养：多吃易于消化且又富含营养的食物，禁食寒凉食物和冷饮，禁食辛辣及肥腻食物
3	适当运动：如慢走、做操、打拳等，以增强机体抵抗力；经常到户外晒太阳
4	情志调养：保持身心愉悦，避免紧张、焦虑、烦躁、抑郁
5	在医生的指导下进行治疗

尽管“产后风”不是产后通风所致，但的确有许多孕妈妈在分娩后，特别是冬季会出现怕“风”、怕“冷”的情况，这是因为分娩后大量血液从子宫进入体循环，加之妊娠期间许多组织间液也被吸收进入血液循环中，因此孕妈妈体内血容量升高，产后24小时内增加尤其明显，致使心脏的负担加重，这种状态一般要到产后3周或更长时间才可逐步恢复到孕前水平，所以在此期间孕妈妈体内水分必须很快排出。D主要有三条途径：一是排尿，产后尿多是常见现象；二是通过呼吸，把水分以蒸汽方式呼出体外；还有皮肤大量出汗。因此孕妈妈的汗毛孔总是处于开张状态，遇风就会觉得全身湿冷。

部分病人发展为类风湿，长期风湿侵入人体，占位机体，影响血脉流通，导致体内器官血脉失去营养、变形，有些机体肌肉组织萎缩，重者直接侵入到五脏。

第六章

月子里的食补

EXUEZUOYUEZIYIBENTONG

第1节 产后特别需要的营养

热量

产后一年内对于身材的恢复是一个关键的时期，生育性肥胖不仅仅会影响新妈妈的体形，更重要的是会对她们的身体健康产生很大的影响。

高脂肪、高热量的食物是造成生育性肥胖的重要原因，有人说，月子里吃得越多、补得越多，身材就越难恢复。因此，有些新妈妈出院之后坚决不碰那些高脂肪、高热量食物，甚至吃素菜时也要先漂去油脂再吃。这样的节食对于减肥来说显然是“有效”的，但是对于新妈妈而言，未必科学。

新妈妈在产后的42天之内是不能盲目节食的。因为这个时候，新妈妈的身体往往还没有恢复到孕前的程度，还需要补充一定的营养。如果盲目节食，不仅会使新妈妈的身体变得虚弱，而且还会减少乳汁的分泌，出现严重贫血。

蛋白质

人体内的一些生理活性物质如胺类、神经递质、多肽类激素、抗体、酶、核蛋白以及细胞膜上、血液中起“载体”作用的蛋白都离不开蛋白质，它对调节生理功能，维持新陈代谢起着极其重要的作用。人体运动系统中肌肉的成分以及肌肉在收缩、做功、完成动作过程中的代谢无不与蛋白质有关，离开了蛋白质，体育锻炼就无从谈起。

当蛋白质的摄入量不足时，常出现疲倦，体重下降、肌肉萎缩、贫血、泌乳量减少，血浆蛋白降低，时间久了就会形成营养不良性水肿，白细胞和抗体量减少，免疫能力下降了，器官组织的受损修补能力缓慢。此外，蛋白质缺乏可引起肝脏脂肪沉积及肝脏病变，内分泌调节失调等。

新妈妈月子里应多摄取蛋白质。蛋白质的食物来源有鱼、肉、豆、蛋、奶类等，这类食物在我们人体消化后，会变成小分子的氨基酸，氨基酸是身体组织建造修补的重要物质，新妈妈一定要多补充一些蛋白质的食物，才能让分娩时所造成的伤口快速愈合，并尽快恢复体力。氨基酸还有一项重要的功能，那就是可以刺激脑部分泌出一些让人心情振奋的化学物质，所以在坐月子当中多吃些蛋白质食物，还可以有效减少产后抑郁症的发生。

脂肪

新妈妈膳食中的脂肪种类及脂肪摄入，对乳汁的分泌和乳汁中的脂肪成分有密切关系。正常情况下，新妈妈脂肪的摄取量按每千克体重1克为宜。如脂肪摄取不足，就要动用母亲体内储备的脂肪，乳汁中的脂肪是体脂、乳糜微粒和乳腺合脂的混合物，当新妈妈体内的热能平衡时，乳汁中的脂肪酸和膳食中的脂肪酸含量是相似的。摄入植物性脂肪多，乳汁中亚油酸含量就多；如果摄入动物性脂肪多，乳汁中的饱和脂肪酸的含量就会增多。此外，必需脂肪酸有增加乳汁分泌的作用，新生儿中枢神经系统发育及脂溶性维生素吸收也需要脂类，因此，新妈妈的膳食中必须有适量的脂类。

钙

哺乳妈妈在产后体内雌激素水平较低，泌乳素水平较高。因此，在月经未复潮前骨更新钙的能力较差，乳汁中的钙往往会消耗过多。这时，如不补充足量的钙就会引起腰酸背痛、腿脚抽筋、牙齿松动、骨质疏松等“月子病”；还会导致宝宝发生佝偻病，影响牙齿萌出、身体生长和神经系统的发育。

钙主要来自食物，乳、豆类及豆制品含钙较多，海产品中虾皮、海带、发菜、紫菜等，木耳、口蘑、银耳、瓜子、核桃、葡萄干、花生米等，含钙也比较丰富，鸡、鱼、肉类含钙较少。新妈妈多吃些含钙丰富的食物，可增加乳汁中的钙含量，从而有利于宝宝骨骼、牙齿的发育。

水

水是生命存在的最基本要素之一，水不仅能提高生命的质量，而且可延长寿命。水同乳汁的分泌有着密切关系。水摄入不足，乳汁的分泌就会减少，尤其是刚分娩的头几天，由于生理原因，新妈妈的乳汁分泌较少，因此，要多吃些溶质的食物，如肉汤、骨头汤、各种粥类，以补充乳汁中的水分。

新妈妈切忌口渴才饮水。口渴，是缺水的结果而不是开始，是大脑中枢发出要求补水的救援信号。

口渴说明体内水分已经失衡，脑细胞脱水已经到了一定的程度。新妈妈饮水应每隔两小时一次，每日8次，共1600毫升。

在几种情况下，稍微限水还是有益的，一是怀孕后期血压高的妊娠子痫症，产后水肿仍然很厉害；二是不欲哺喂母乳者，尤其不要过早喝太多鲜鱼汤，很容易使乳房胀痛。当然，以后病情稳定即可正常补充水分。

维生素

鱼肝油、牛奶都含有较多的维生素A。菠菜、胡萝卜、韭菜、莴苣叶中含胡萝卜素量较多，胡萝卜素在人体内可以转化成维生素A。

小米、玉米、糙米、标准面粉、豆类、肝和蛋中都含有大量的B族维生素，青菜和水果中也富有。各种新鲜蔬菜、柑橘、香蕉、草莓、柠檬、葡萄中都含有B族维生素，尤以鲜枣中含量高。鱼肝油、蛋黄和乳类中含维生素D很丰富。

饮食不仅应该营养丰富，而且应该多样化，最好是荤菜和素菜兼用，粗粮和细粮搭配，植物蛋白和动物蛋白混合着吃，还要多吃新鲜蔬菜和水果，不要偏食，更不要忌口。

四类常见蔬菜表	
甲类蔬菜	富含胡萝卜素、核黄素、维生素C、钙、纤维等，营养价值较高，主要有小白菜、菠菜、芥菜、苋菜、韭菜、雪里蕻等
乙类蔬菜	营养次于甲类，通常又分三种。第一种含核黄素，包括所有新鲜豆类和豆芽；第二种含胡萝卜素和维生素C较多，包括胡萝卜、芹菜、大葱、青蒜、番茄、辣椒、红薯等；第三类主要含维生素C，包括大白菜、包心菜、菜花等
丙类蔬菜	含维生素类较少，但含热量高，包括洋芋、山药、芋头、南瓜等
丁类蔬菜	含少量维生素C，营养价值较低，有冬瓜、竹笋、茄子、茭白等

铁

因为新妈妈在分娩时失血过多，产后补血是十分必要的。铁是血液中血红蛋白的主要成分，因此需要补充大量的铁。

合理饮食，保证营养

即使是平时身体素质很好的女性，在分娩后也消耗了大量精力和体力，所以应及时调理饮食，加强营养。

加强营养的原则是选择富有营养、易消化的食物。稍事休息即可进第一餐，主要以易消化的流食或半流食为主，比如红糖水、牛奶、藕粉、鸡蛋羹、小米粥等。

如果肠胃消化情况较好，从第二餐可开始普通饮食，如吃煮鸡蛋、细挂面汤、排骨汤，多吃些新鲜水果和蔬菜。

第2节 新妈妈的饮食原则

新妈妈的饮食标准

1	补充分娩时所消耗的大量体力
2	充分制造乳汁，满足宝宝生长发育的基本需求大
3	饮食需合理，营养要均衡，避免发胖

产后第一周：开胃

不论是自然分娩还是剖宫产，新妈妈在最初几日里会感觉身体虚弱、没有食欲。如果这时强行吃下油腻的“补食”只会让胃口更加减退。在产后的第一周里，可以吃些清淡的荤食，如肉片、肉末。

瘦牛肉、鸡肉、鱼等，配上新鲜蔬菜一起炒，口味清爽营养均衡。橙子、柚子、猕猴桃等水果也有开胃的作用。饮食上应适当增加水分，应多和宝宝接触，这会有利于母乳的分泌。产后应注意营养的补充，但补充过度也对身体无益。

产后第二周：补血

不知不觉到了分娩后的第二周，新妈妈的伤口基本上愈合了。经过上一周的精心调理，胃口恢复得差不多了。这时可以开始尽量多食补血食物，调理气血。苹果、梨、香蕉能减轻便秘症状又富含铁质，动物内脏更富含多种维生素，是完美的维生素补剂和补血剂。药膳不能仅凭一知半解，自行配制，应在专业人士的指导下进行滋补。

分娩半月后：催奶

宝宝长到半个月以后，胃容量增长了不少，胃口也在逐渐增大，并且哺乳量与哺乳时间逐渐建立起规律。哺乳节律开始日益与宝宝的需求合拍，反而觉得奶不胀了。其实，如果宝宝尿量、体重增长都正常，两餐奶之间很安静，就说明母乳是充足的。免不了有些新妈妈会担心母乳是否够吃，这时完全可以开始吃催奶食物了。

催奶不应该只考虑量，质也非常重要。传统认为新妈妈应该多喝蛋白质含量高的汤，最近的研究发现，被大家认为最有营养，煲了足足8小时才成的广东靓汤，汤里的营养仅仅是汤料的20%左右。所以科学的观点是汤汁要吃，料更不能舍弃。营养其实在汤料里，所以煲汤不用一大锅，煲的时间也不要太长，不然营养成分会流失。

月子里应该怎么吃

在很多人的印象里，生完孩子后产妇坐月子就是足不出户，不能出门甚至不能见太阳，每天“养尊处优”。此外，鸡蛋、鱼汤以及各种营养品也都该在产妇的餐桌上唱主角，以帮助产妇“下奶”。专家提醒，产妇在坐月子期间不但要正常活动，而且吃得也不能太精细。

重质不重量

对于热量或营养所需量不甚了解的人，应遵循控制食量、提高品质的原则，最重要的是各种食物都吃。

严控脂肪的摄取

怀孕中，母体为了准备授乳而储存了3千克的脂肪。因此产后不可食用过多含油脂的食物，否则乳汁会变得黏稠，乳腺也容易阻塞。做菜时应少放点油。

少量多餐

新妈妈分娩后，身体十分虚弱，食欲也不佳，因此，建议采取餐次增加、分量减少的方式，以减轻肠胃负担，同时也有利于营养的吸收。

饮食清淡

产后初期的饮食应以清淡、稀薄为宜。所谓清淡，并非指完全不放盐等调味料，而是视新妈妈身体状况而定，例如：新妈妈若有水肿现象，便应减少盐及调味酱油的摄取量。至于葱、姜、蒜、辣椒等辛辣物，若摄取得宜，则有利于血液循环，可将分娩时残留在体内的瘀血排出，同时又能增进食欲，因此无须过于限制。

勿食生冷坚硬之物

因其损伤脾胃，影响消化功能，且生冷之物容易致瘀血滞留，可引起产后腹痛和产后恶露不绝等，而多食坚硬食品，还容易使牙齿松动疼痛。

尽量少吃零食及泡面

甜食及泡面类食品一旦吃进体内全都将转变成脂肪。

而且过多的点心也会破坏整个饮食均衡，另外也得多注意泡面食品中的添加剂。

早餐一定要吃

因为不习惯半夜授乳而打乱生活的步调，因此睡眠不足、食欲缺乏，结果常常忽略了早餐。

而且授乳期的早餐要比平常更丰富、更重要，切记不可破坏一天三餐的基本饮食模式。

主食种类多样化

粗粮和细粮都要吃。比如小米、玉米粉、糙米、标准粉，它们所含的B族维生素都要比精米精面高出好几倍。

不要偏食、挑食，不要盲目忌口

授乳期间的营养必须全面，才能满足新妈妈自身和宝宝的需要。

如果新妈妈有挑食或偏食的习惯，一定要“连哄带骗”地使其改正，不要盲目忌口，否则容易导致营养不全面，影响新妈妈和宝宝的健康。

不吃酸辣食物

因其可助内热，而使新妈妈上火，口舌生疮，大便秘结，或痔疮发作。忌食韭菜、大蒜、辣椒、胡椒、小茴香、酒等。

多吃含铁丰富的食物

产后出血及哺喂宝宝，补充铁也是非常必要的，不然容易发生贫血。如果在饮食中多注意吃一些含血红素铁的食物，如动物血或肝、瘦肉、鱼类、油菜、菠菜等及豆类等，就可防止产后贫血。

多吃蔬菜和水果

既可提供丰富的维生素矿物质，又可提供足量的膳食纤维素，以防产后发生便秘。

少食加工食品

少选含人工合成剂以及加工的食品，这些食品中往往加入过多的人工色素和化学添加剂，不仅污染母乳，而且没有多少营养，还会增加肝肾负担，如选择炸薯条就不如选择新鲜马铃薯。

吃母鸡也要吃公鸡

分娩后体内的雌、孕激素水平降低，有利于乳汁形成。

但母鸡的卵巢和蛋衣中却含有一定量雌激素，会减弱催乳素的功效，从而影响乳汁分泌。

而公鸡的睾丸中含有雄激素，可以对抗雌激素。

如果把大公鸡清炖并连同睾丸一起吃，无疑会促使乳汁分泌。而且，公鸡的脂肪较少，孕妈妈吃了不容易发胖，有助于哺乳期保持较好的身材，并且不容易引起宝宝发生腹泻。

喝汤也要吃肉

产后适当多喝一些鸡汤、鱼汤、排骨汤、豆腐汤等，确实可促进乳汁分泌。但同时也要吃肉，因为很多营养都在肉里，并不完全在汤里。如果只喝汤而不注意吃肉，就会影响身体对营养的摄取。

不能经常喝茶水

多喝汤汁固然可增加乳汁分泌，但茶叶中含有的鞣酸会影响肠道对铁的吸收，容易引起产后贫血。

而且，茶水中还含有咖啡因，孕妈妈饮用茶水后不仅难以入睡，影响体力恢复，咖啡因还可通过乳汁进入宝宝的身体内，导致发生肠痉挛或突然无故地啼哭。

均衡营养

产后身体是否能够恢复往日的健康与窈窕，就看饮食是否均衡了。

一般人坐月子除了鸡，还是鸡，吃得新妈妈胃口尽失，闻鸡色变。事实上，除了摄取适宜的肉类之外，还要搭配鸡蛋、海鲜和蔬菜。鸡蛋除了含有丰富的蛋白质外，还含有维生素A、维生素D、维生素E和磷、铁、钙；至于鱼虾等海鲜，不仅热能低，所含的蛋白质品质又较一般肉类为优，是产后绝佳的营养来源。

蔬果的好处则是在于它含有多种丰富的矿物质和维生素，是肉类所不及的，孕妈妈不妨多吃，而其所富含的纤维素亦可帮助胃肠蠕动，使排便顺畅。饮食适量且均衡，不仅可以为健康加分，更可为身材加分。

长时间喝红糖水也不对

有些新妈妈在月子里一个劲地喝红糖水，认为能够活血化瘀和补血，促进产后恶露排出。红糖水确实是产后的补益佳品，但也并不是喝得越久越好。

因为，在产后10天左右恶露开始逐渐减少，子宫收缩基本恢复正常。

如果喝红糖水时间过长，就会使恶露的血量增多，造成继续失血，引起贫血。通常产后喝红糖水的时间以7～10天为宜。

吃鸡蛋也要有量

尽管鸡蛋富含优质蛋白质，营养价值很高，很适合新妈妈食用，但并不是吃得越多越好。

鸡蛋吃多了人体并不能完全吸收，反会增加肠胃的负担，影响其他各种食物的摄取，造成营养摄取不均衡，这不仅不利于新妈妈的身体康复，而且也不利于乳汁分泌。一般来讲，月子里每天吃3～4个鸡蛋较为适宜。

多食各种汤饮

汤类味道鲜美，且易消化吸收，还可以促进乳汁分泌。如红糖水、鲫鱼汤、猪蹄汤、排骨汤等，但必须汤肉同吃。

红糖水的饮用时间不能超过10天，因为时间过长反而使恶露中的血量增加，使产妇处于一个慢性失血过程而发生缺血性贫血。

但是，汤饮的食用量要适度，以防引起奶胀。

第3节 新妈妈对症食谱

进行阶段性食补的原因

月子期间的饮食最好配合生理机能，采用阶段性食补为宜。比如第一周是新妈妈排恶露的黄金时期，产前的水肿以及身体多余的水分，也会在此时排出。因此，第一周暂时不要补太多，以免恶露排不干净。

第二周恶露逐渐减少，颜色和第一周相比不那么鲜红。到了第三周恶露已排尽，该是补气血的时候，也就是进补的最佳时机。

营养均衡最重要

新妈妈可以通过多吃肉类和鸡蛋来保证每天摄入100克左右的蛋白质，鸡蛋每天吃2～3个就可以了，最好不要油炸。可以喝红糖水来补铁，但时间不宜太长，一般应在10天以内。还要注意营养均衡，吃一些蔬菜和水果，但忌吃刺激性的蔬菜及生冷水果。

产后饮食中补血的五大宝

许多新妈妈分娩后，出现气血亏损、体质虚弱、面色苍白的症状，有的甚至出现贫血和轻度贫血。因此，新妈妈产后的膳食调理就要有侧重了。除了吃一些鸡肉、猪肉、牛肉、鸡蛋外，在1～3个月内多吃补血的食物，如猪血、黑木耳、大枣、鱼等，这些食物可是新妈妈饮食中四大宝。

天然维生素丸——红糖水

汤类味道鲜美，且易消化吸收，还可以促进乳汁分泌。如红糖水、鲫鱼汤、猪蹄汤、排骨汤等，但必须汤肉同吃。

红糖水的饮用时间不能超过10天，因为时间过长反而使恶露中的血量增加，使新妈妈处于一个慢性失血过程而发生缺血性贫血。但是，汤饮的食用量要适度，以防引起奶胀。

荤素皆宜——黑木耳

黑木耳是一种滋补健身的营养佳品。由于黑木耳营养丰富、滋味鲜美、片大肉厚，故被人誉为“素中之荤”。其中蛋白质、维生素和铁的含量分别比白木耳高出一倍、两倍甚至五倍。

在蛋白质中含有多种氨基酸，尤以赖氨酸和亮氨酸的含量最为丰富。黑木耳不仅清脆鲜美，滑嫩爽喉，而且有增加食欲和滋补强身的作用。

黑木耳具有一定吸附能力，对人体有清涤肠胃和消化纤维素的作用。

养血之王——猪血

猪血，一种价廉而营养极为丰富的食品，其低脂高蛋白，且含有铁、铜等人体必需的元素和磷脂、维生素，特别是猪血含铁丰富。每百克猪血中含铁量45毫克，堪称“养血之王”。

因此，女性分娩后膳食中要常有猪血，既防治缺铁性贫血，又增补营养，对身体大有益处。

完全蛋白质——鱼类

鱼类营养丰富，味道鲜美，蛋白质含量高。鲫鱼和鲤鱼清炖是很好的催奶食品。哺乳期间的新妈妈多吃鱼和鱼头有益于宝宝大脑发育，儿童多吃鱼和鱼头会更聪明。

鱼肉味道鲜美，不论是食肉还是做汤，都清鲜可口，引人食欲，是日常饮食中人们比较喜爱的食物。

鱼类种类繁多，大体上分为海水鱼和淡水鱼两大类。但不论是海水鱼还是淡水鱼，其所含的营养成分大致是相同的，所不同的只不过是各种营养成分的多少而已。

食疗的营养库——猪肝

猪肝味甘性温，有补肝、养血、益目三大功效，其蛋白质含量远比瘦肉高，所含的碳水化合物为糊精，容易被人体消化和吸收，还含有各种维生素和无机盐，常吃可以“以脏补脏”，补肝血，养肝阴。

猪肝含铁丰富，单位含量是猪肉的20倍，并且是吸收率最高的食物，而铁是血红蛋白的主要成分，也是人体合成红细胞的重要原料。对产后贫血、缺铁性贫血的人群，猪肝是补铁的最佳来源。另外，猪肝含有维生素B_2，是治疗恶性贫血疾病的首选。

四季进补有所不同

春夏秋冬四季由于温度差异大，因此产妇的饮食必须有所调整，否则会有副发生。一般传统的坐月子饮食，性质温热，适用于冬季，春秋时节生姜和酒都可稍稍减少，若是夏天盛热之际，可不用酒烹调食物，但是姜片仍不可完全不用，每次约用2～3片。

开胃食谱

姜楂茶

【原料】

山楂12克，生姜片3片，红糖30克。

【制作方法】

1.将山楂、生姜及红糖放入茶杯中，倒入滚开水，盖上茶杯。
2.浸泡约30分钟后开始饮汁。

爽口番杏菜

【原料】

新鲜番杏菜500克，香醋、盐、蒜泥、香油各适量。

【制作方法】

1.先将番杏菜清洗干净，然后用滚水略烫一烫，沥净水后放入盘中。
2.再将香醋、盐、蒜泥和少许香油调成汁，淋在盘中的番杏菜上，略腌一会儿食用，口味更好。

菠萝鸡片

【原料】

鸡肉125克，哈密瓜90克，菠萝75克，植物油30克，大葱、姜、大蒜(白皮)、蛋清、淀粉、黄酒、胡椒粉、香油、盐各适量。

【制作方法】

1.鸡肉洗净切片，用蛋清、湿淀粉拌匀；再将哈密瓜、菠萝切片，用滚水浸热，滤干。
2.葱斜切成葱段，姜切成姜片；大蒜去皮剁成蒜泥。烧锅倒入油，待油烧至三成熟，将鸡片放入煎至熟透，倒在漏勺里。
3.利用锅中余油，将葱段、姜片、蒜蓉、鸡片、哈密瓜、菠萝片放入锅中拌匀，淋入黄酒，用芡汤、湿淀粉、胡椒粉、麻油调匀为芡，加入香油和匀，上碟即成。

肉末蒸蛋

【原料】

鸡蛋3个，猪肉50克，葱末、淀粉各5克，酱油10克，盐2克，鸡精0.5克，植物油25克。

【制作方法】

1.将鸡蛋打入碗内搅散，放入盐、鸡精、清水搅匀，上笼蒸熟。猪肉剁成末。
2.锅置火上，放油烧热，放肉末炒至松散出油时，加入葱末、酱油、鸡精及水，用水淀粉勾芡后，浇在蒸好的鸡蛋上面即成。

番茄烧豆腐

【原料】

番茄2个，豆腐300克，葱、盐、鸡精各适量。

【制作方法】

1.将番茄洗净切片，豆腐切成骨排大小。
2.锅中热油爆香葱花，放入西红柿翻炒出汁，加入豆腐、盐和鸡精，炒匀出锅装盘即可。

猕猴桃红枣饮

【原料】

猕猴桃1个，红枣3颗，红糖适量。

【制作方法】

1.将红枣洗净去核，猕猴桃去皮切片，将红枣与猕猴桃放入锅中加适量清水用大火烧沸。
2.再用小火炖15分钟，放入榨汁机搅拌均匀，倒入杯中，加入红糖搅拌均匀即可。

蔬菜豆皮卷

【原料】

豆皮1张，绿豆芽50克，胡萝卜20克，甘蓝菜40克，盐、香油各适量。

【制作方法】

1.先将甘蓝菜洗净、切丝备用；胡萝卜洗净、去皮、切丝备用。
2.绿豆芽洗净，豆皮洗净、切丝备用；将所有准备好的材料用热水烫熟，然后加少许盐和香油拌匀。将拌好的材料均匀放在豆皮上，卷起，用小火煎至表皮金黄。
3.待放凉后切成小卷，摆入盘中即可食用。

补血食谱

鸡丝苋菜

【原料】

苋菜200克，鸡丝50克，黄酒10毫升，盐、蒜片、植物油、味精、淀粉各适量。

【制作方法】

1.苋菜择洗干净，切段，放入开水中烫一下，捞出用凉水过凉，控干水分待用。

2.锅中放油烧至七成热，爆香蒜片，放入苋菜煸炒，加入黄酒、盐和水烧开。入味后加入味精，用水淀粉勾芡，拌入烫熟的鸡肉丝翻炒出锅装盘即可。

素炒藕片

【原料】

嫩藕1～2根，葱末、姜末、盐、白糖、白醋、味精、淀粉、植物油各适量。

【制作方法】

1.将嫩藕切成薄片备用。锅中倒入少量油，加热后放入葱末、姜末炝锅。

2.再倒入藕片翻炒，放入盐、白糖、白醋、味精调味，再加入淀粉勾芡，出锅即可。

山楂洛神粥

【原料】

新鲜山楂50克，洛神花30克，甘草10克，清水600毫升，冰糖适量。

【制作方法】

1.将所有材料加入600毫升清水煮开。

2.小火继续熬煮15分钟后，加入适量冰糖煮化，滤去残渣即可。

紫米粥

【原料】

紫米、糯米各100克，红枣15克，白糖适量。

【制作方法】

1.将紫米、糯米分别淘洗干净；红枣去核洗净。

2.在锅内放入清水、紫米和糯米，置于火上，先用大火煮沸后，再改用小火煮，到粥将好时加入红枣煮，以白糖调味即成。

四物炖鸡汤

【原料】

鸡腿两只，四物药材(当归、熟地黄、川芎、芍药)1份，米酒1大匙，清水4杯，盐适量。

【制作方法】

1.鸡腿洗净，切块，放入滚水中汆烫，捞出；四物药材洗净备用。
2.全部材料及调味料放入锅中，炖煮约50分钟至鸡肉熟烂，再加盐调匀即可。

挂面汤卧蛋

【原料】

细挂面200克，羊肉100克，鸡蛋1个，葱、姜、酱油、香油、鸡精、盐、菠菜叶各适量。

【制作方法】

1.羊肉切丝，将羊肉丝用酱油、盐、鸡精、葱丝、姜丝和香油拌匀腌渍。
2.锅中烧开适量水，下入细挂面，再将鸡蛋卧入汤中用小火烧开，待鸡蛋熟，细挂面断生时，加入羊肉丝和菠菜叶略煮即可。

清蒸鳜鱼

【原料】

鳜鱼1尾(约600克)，鱼露、姜片各适量。

【制作方法】

1.将鳜鱼去鳞、鳃和内脏，洗净，鱼身两面切花刀，控干水后放在盘中，把姜片放在鱼腹中和鱼身上。
2.蒸锅中的水烧开后，将鳜鱼放入蒸锅，用大火蒸8～10分钟后取出，把鱼露淋在鱼身上；锅中热适量油，浇在鱼身上即可。

橘枣饮

【原料】

红枣25克，鲜橘皮10克(或干橘皮3克)。

【制作方法】

1.先将红枣入锅炒焦。
2.将红枣、鲜橘皮一并放入保温杯内，冲入沸水，浸泡10分钟后即可用。

排除恶露食谱

藕节黄芪猪肉汤

【原料】

藕节30克，莲子15克，黄芪30克，猪瘦肉100克，山药30克，党参30克。

【制作方法】

1.猪肉洗净，切小块。

2.将藕节、莲子、黄芪、山药、党参洗净，同猪瘦肉一起入锅煎，煎至瘦肉熟烂，即可饮汤吃肉。

益母木耳汤

【原料】

益母草50克，黑木耳30克，白糖30克。

【制作方法】

1.益母草用纱布包好，扎紧口；黑木耳水发后去蒂洗净，撕成碎片。

2.锅置火上，放入适量清水、药包、木耳、煎煮30分钟，取出益母草包，放白糖，略煮即可。

黄芪橘皮红糖粥

【原料】

黄芪30克，大米100克，橘皮末3克，红糖适量。

【制作方法】

1.将黄芪洗净，放入锅内，加适量清水煎煮，去渣取汁。

2.锅置火上，放入大米、黄芪汁和适量清水煮粥，粥成后加橘皮末再次煮沸，加入红糖调匀，即可食用。

黑芝麻糯米粥

【原料】

糯米200克，黑芝麻60克，红糖适量。

【制作方法】

1.黑芝麻去除杂质洗净沥干后放入锅内炒熟，压成碎末。

2.糯米洗净，加适量清水，大火烧开后，转小火熬煮至米烂粥稠时，再加入黑芝麻末，待粥微滚，加入红糖即成。

鸡蛋大枣汤

【原料】

鸡蛋两个，大枣30克，酒、醋各30毫升。

【制作方法】

1.大枣洗净、去核。

2.鸡蛋打入盅内，加入酒、醋搅匀，再放入清水搅匀，最后放入大枣。

3.锅置火上，放入调好的蛋汁盅，隔水炖20分钟即可。

红曲大米粥

【原料】

红曲米30克，大米100克，红糖少许。

【制作方法】

1.将红曲米以及大米分别去杂质，用清水淘洗干净。

2.在洗净的锅内放入适量的清水、大米，置于火上，煮沸后再加入红曲米，用小火煮至成粥，加入红糖调味，即可食用。

鸡蛋羹

【原料】

鸡蛋3个，阿胶30克，米酒100毫升，盐适量。

【制作方法】

1.先将鸡蛋打入碗里，用筷子均匀地打散。

2.再把阿胶打碎放在锅里浸泡，加入米酒和少许清水用小火炖煮。

3.待煮至胶化后往里倒入打散的鸡蛋液，加上一点点盐调味，稍煮片刻后即可盛出食用。

催奶食谱

木瓜烧带鱼

【原料】

鲜带鱼350克，生木瓜400克，葱段、姜片、醋、盐、酱油、黄酒、味精各适量。

【制作方法】

1.将带鱼去鳃、内脏，洗净，切成段；生木瓜洗净，削皮，去核，切块。
2.锅置火上，加入适量清水、带鱼、木瓜块、葱段、姜片、醋、盐、酱油、黄酒、烧至熟时，放入味精即成。

猪骨煲通草

【原料】

猪骨(排骨、腿骨皆可)500克，通草6克，酱油适量。

【制作方法】

1.将猪骨和通草一起放入1000毫升清水中，熬煮1～2小时。
2.熬成猪骨汤约1小碗，加入酱油，一次喝完。

丝瓜仁鲢鱼汤

【原料】

丝瓜仁50克，鲜鲢鱼500克，酱油适量。

【制作方法】

1.丝瓜仁和鲜鲢鱼共同熬汤。
2.熟后吃鱼喝汤，吃时可放些酱油，不放盐，一次吃完。

红薯粥

【原料】

新鲜红薯200克，大米100克。

【制作方法】

1.将红薯洗净、去皮、切成块；大米淘洗干净。
2.锅置火上，再放入适量清水、大米、红薯块，共煮成粥。

茴香粥

【原料】

小茴香10～15克，大米100克。

【制作方法】

1.将小茴香放入清水锅内煎煮，取汁去渣。

2.大米淘洗干净。锅置火上，放入大米、茴香汁熬煮成粥。

猪蹄通草汤

【原料】

猪蹄1只，通草3克。

【制作方法】

1.猪蹄、通草，加入1500毫升水中，放入锅(砂锅为佳)内共煮。

2.先用大火，水开后改小火，煮1只猪蹄，连续吃3～5天。

清蒸肘子

【原料】

猪肘子1只，当归、王不留行各1个。

【制作方法】

1.猪肘子、当归、王不留行， 三者按100：2：2的比例，用清水小火炖煮至烂熟。

2.午餐吃肉，晚餐喝汤。

黄花菜猪瘦肉汤

【原料】

干黄花菜25克，瘦猪肉250克。

【制作方法】

1.将干黄花菜、新鲜瘦猪肉放入水中，煮或炖至熟烂做菜。

2.也可用同量黄花菜与猪蹄共同烹煮后食用。

产后抑郁食谱

竹笋肉粥

【原料】

冬笋100克，猪肉末50克，大米80克，盐1/2小匙，姜末5克，麻油3大匙。

【制作方法】

1.将冬笋切成细丝汆烫后放凉，锅内放入麻油，烧热。
2.下猪肉末煸炒一会儿后，加入冬笋丝、姜末、盐，翻炒使其入味，盛入碗中备用。
3.将大米熬粥，粥快熟时加入碗中备料，稍煮即可食用。

虾皮香芹燕麦粥

【原料】

燕麦150克，虾皮20克，芹菜50克，盐1/2小匙，香油1小匙。

【制作方法】

1.燕麦洗干净；芹菜洗干净，切成小丁。
2.坐锅点火，锅中倒入适量的清水，放入燕麦，用大火煮开后，放入虾皮，再用小火煮直至软烂。
3.加入盐进行调味，撒上芹菜丁后，再淋上香油即可食用。

莱菔子粥

【原料】

莱菔子15克，大米60克，冰糖适量。

【制作方法】

1.将莱菔子洗净，大米淘洗净备用。
2.坐锅点火，锅内放入清水，加入大米、莱菔子用大火煮至大米开裂，再用小火煮至黏稠即可。
3.出锅盛入碗内，加入冰糖调好口味，即可食用。

参味小米粥

【原料】

人参5克，淮山45克，大枣10颗，里脊肉、小米各50克。

【制作方法】

1.将里脊肉切成薄片，用开水烫熟后泡凉。

2.人参煮水取出参汁，加入大枣、淮山。

3.把小米熬成粥，再加入里脊肉煮1分钟。加入盐调味即可。

乌鱼粥

【原料】

乌鱼肉150克，大米100克，酒、盐、香醋、麻油各1小匙，胡椒粉、葱花、姜末、蒜末各1/2小匙。

【制作方法】

1.将大米淘洗净，再将乌鱼肉切成小丁，用开水泡凉。

2.把大米下入锅中，加入适量的水，用大火烧开，然后加入酒煮粥，待粥快好的时候加乌鱼肉，再加香醋、葱花、姜末、蒜末、胡椒粉、麻油等煮熟即可食用。

黄豆山药枣粥

【原料】

黄豆、山药、大米各100克，红枣5粒，冰糖100克。

【制作方法】

1.将红枣洗净去掉核，山药洗净去掉皮，切成小块备用。

2.将黄豆浸泡，与大米一同洗净放入锅内，加清水，烧开后转用小火熬煮至大米和黄豆将要熟时，加入山药和红枣继续熬煮，不时搅动锅底以防煳锅。

3.等粥熬好后加入冰糖调好味道即可食用。

蜂蜜水果粥

【原料】

苹果、梨各2个，大米100克，枸杞5克，蜂蜜1小匙。

【制作方法】

1.将大米淘洗干净熬成粥。

2.将枸杞洗干净，苹果、梨去皮核切成小丁；将枸杞、准备好的水果丁一起加入粥内，煮开后，稍稍冷却即可食用。

产后虚弱食谱

当归黄芪补血汤

【原料】

当归12克，黄芪50克，枸杞15克，鸡腿1个，盐、米酒各适量。

【制作方法】

1.鸡腿切小块，汆烫后除去血和水分。
2.鸡腿、当归、黄芪、枸杞加水放入锅内，用大火煮开后，转小火煮至鸡腿熟烂。
3.加盐、酒调味即可食用。

特色温拌面

【原料】

面条500克，黄瓜丝30克，熟肉丝30克，香菜20克，鸡汤、酱油、香醋、芝麻酱、盐、味精、麻油各适量。

【制作方法】

1.麻酱加少许盐和开水调稀；香菜切细末。酱油、醋、鸡汤、麻油调成味汁。
2.面条煮熟装盘，放入黄瓜丝、熟肉丝、香菜末，浇入芝麻酱和味汁即可食用。

萝卜煲红蟹

【原料】

红蟹250克，萝卜400克，姜片、葱段、盐、白糖、鸡精各适量。

【制作方法】

1.将红蟹剖洗干净，保留蟹膏，先用刀斩去蟹爪，再将蟹爪斩成大块备用，萝卜去皮，切成三角形。
2.将萝卜、姜片、葱段一同放入锅内，加水600毫升煲滚。
3.待水温升高至八成时，再放入调料煮至萝卜熟透，加入红蟹用大火煮3分钟即可。

芝麻猪肝

【原料】

猪肝30克，猪肉末30克，葱5克，姜末，酱油1/2小匙，淀粉3克，白芝麻、白糖、牛奶各适量。

【制作方法】

1.将猪肝浸泡在牛奶中约10分钟除去血汁，然后煮熟，捣碎。

2.将猪肉末、猪肝和切碎的葱、姜末、酱油、白糖、淀粉充分混合，再做成椭圆形，撒上白芝麻，在加入少许植物油的锅中烧熟即可。

补气润肤鲜鱼粥

【原料】

大米100克，鲑鱼片50克，盐1/2小匙，黑胡椒、葱花各1小匙，螃蟹高汤100毫升。

【制作方法】

1.把大米淘洗干净，沥干。

2.将螃蟹高汤加热煮沸，放入大米继续煮至滚开的时候稍微搅拌，改为中火熬煮40分钟，加入盐进行调味。

3.把鲑鱼片放入碗中，倒入滚烫的粥，撒上葱花、黑胡椒拌匀即可食用。

麻油猪心

【原料】

猪心300克，麻油、料酒、老姜各适量。

【制作方法】

1.将猪心对切成两瓣，去掉内部的血块，洗干净后切成片状。

2.将老姜也切成片状。

3.将麻油放入炒锅，油热后放入姜片爆香，加入猪心片翻炒，再加入料酒、麻油和水，煮至汤汁滚开即可。

人参桂圆炖猪心

【原料】

猪心90克，人参15克，桂圆50克，姜、盐、鸡精各适量。

【制作方法】

1.猪心剖开，除去膜及油，然后用刀切成块，用水洗干净，鲜人参用水稍浸泡去异味。

2.将洗干净的猪心、鲜人参、桂圆及姜片放入炖盅内，加入鸡汤，放在火上烧开。

3.撇去浮沫，盖好盖，用小火炖2小时，放盐、鸡精调好口味，捡出桂圆喝汤吃猪心即可。

产后消肿食谱

冰糖梨粥

【原料】

梨50克，大米100克，冰糖、枸杞各适量。

【制作方法】

1.先将锅内水烧开，然后放入少量的大米，大火煮5分钟后改小火继续煮。

2.待米粒开花时，放入切成块的梨和冰糖继续用小火煮一会儿。

3.待粥稠时，加入枸杞搅拌10分钟即可。

上汤菠菜

【原料】

菠菜400克，草菇100克，枸杞子、葱、姜、蒜各5克，鸡精、胡椒各1/2小匙，盐1小匙。

【制作方法】

1.把菠菜洗干净，葱、姜洗干净均切成丝，蒜去皮后洗干净剁成蒜蓉状。

2.锅中加水，将菠菜汆水，捞出来装盘备用。

3.把锅中加上汤，加入食材和调料烧开，倒在菠菜上即可。

虾干炒掐菜

【原料】

绿豆芽200克，虾米50克，盐、鸡精各1/2小匙，植物油、香油各1小匙，葱、姜、香菜各适量。

【制作方法】

1.将豆芽掐去头尾，清洗干净，虾米用温水泡软。将豆芽汆水捞出来沥干。

2.热油，爆葱、姜，加入绿豆芽和虾米进行快炒。

3.再加入调味料炒匀，加香菜拌匀，淋入香油即可。

酥炸甜核桃

【原料】

去衣核桃肉100克，盐1/4小匙，白糖、白芝麻各1小匙，柠檬汁1小匙。

【制作方法】

1. 核桃肉入开水中煮3分钟盛起，沥干；白芝麻洗净，沥干，下锅炒香。
2. 坐锅点火，锅内加水，加入白糖、盐及柠檬汁，放入核桃煮3分钟盛起，吸干水分。
3. 另起锅，热油，当油热至七八成时，加入核桃炸至微黄色盛起，撒上芝麻即可。

红豆汤圆

【原料】

小汤圆15个，熟红豆120克，老姜60克，白糖适量。

【制作方法】

1. 老姜洗净，拍碎，加水熬煮约20分钟，滤除残渣，加白糖煮滚备用。锅中放水，煮滚后加汤圆煮熟，捞出，泡凉开水，待凉后取出。
2. 将汤圆、红豆、姜汁混合在一起，即可食用。

茯苓粉粥

【原料】

茯苓粉15克，大米50克，大红枣7粒(去核)。

【制作方法】

1. 将上述材料放在一起。
2. 加入适量水，用小火煮粥。
3. 煮至粥烂即可。

鲤鱼赤小豆汤

【原料】

鲤鱼500克，赤小豆100克，植物油10克，陈皮3克，料酒、姜、葱、盐、味精、香油各适量。

【制作方法】

1. 将赤小豆洗净，用冷水浸泡充分后，捞出沥干，陈皮用温水浸软，洗净。
2. 鲤鱼去鳃、内脏及鳞，洗净，葱姜切段和片状备用。
3. 将植物油烧热，下入葱、姜炒香，再烹入料酒，然后加冷水、赤小豆、鲤鱼、陈皮，用小火煮至鱼烂。
4. 汤开后，加味精、盐调味，淋上香油，即可盛起食用。

第七章

产后变美丽黄金法则

EXUEZUOYUEZIYIBENTONG

第1节 新妈妈的体重管理原则

新妈妈恢复体形的重点

新妈妈产后恢复体形的对策重点是控制营养与增加运动。

控制营养应该从产前做起，研究证明，工作的新妈妈在产后1年内所需要营养最佳量是每日需要热量13376千焦，蛋白质90～100克。

工作的新妈妈适当地增加运动是有利无害的，可以开展一些不增加腹压或挤压腹部的运动。例如散步、太极拳、徒手操等，将有助于增进食欲。为了促进子宫复原，避免大肚、粗腰、大臀等现象的发生，应练习产后保健操。据统计大约有10％的女性生宝宝后会逐渐肥胖。工作的新妈妈都是超爱美的女性，可不能忍受这种事情发生。要想恢复原有体形，可以试试从以下几方面着手。

坚持锻炼：体力恢复后坚持做产后保健操，其中仰卧起坐是关键。

适当运动：产后24小时后可下床活动，每天2～3次，每次半小时；产后半个月可做些轻便的家务，但要避免过早地干重活。

合理膳食：少吃动物脂肪、内脏和甜食，多吃高蛋白、高维生素食物，少量多餐，粗细搭配。如果产后已经发胖，要注意减少热量较高的主食。

产后6个月是塑身黄金期

新妈妈产后6个月是体重控制的黄金时期。如果产后6个月内能够恢复到怀孕之前的体重，则8～10年后，体重平均增加2.4千克；如果产后体重无法下降，则8～10年后，平均体重会增加8.3千克。

产后的新妈妈健身应该以有氧运动和力量训练相结合的原则来进行。有氧运动的目的在于恢复体能、减少脂肪。运动的形式可以选择游泳、水中健身操、有氧舞蹈、快走等。科学的力量训练，则可以使新妈妈尽早恢复全身肌肉的力量，恢复苗条的身材。新妈妈生完宝宝后，限于身体情况和恢复状况，进入健身中心训练最好是分娩后2～3个月以后或听从医生建议。

女性健美体形的标准是什么

关于女性人体美的标准众说纷纭，但总体上看，现代女子的美丽不是苗条、纤细和病态，而是结实精干，肌肉强健，富有曲线美，既不失女性的妩媚，又要能足以承受生活的负担，担当起社会的责任。

女性的身高与体重，四肢与躯干等部位的比例为多少才合乎健美的标准呢？在这方面，我国有关专家学者进行了大量的研究，总结出一套较适合女子健美的测量标准。

测量标准	
上、下身比例	以肚脐为界，上、下身比例应为5：8，符合“黄金分割”定律
胸　围	由腋下沿胸部的上方最丰满处测量胸围，应为身高的一半
腰　围	在正常情况下，量腰的最细部位。腰围较胸围应小20厘米
髋围（臀围）	在体前耻骨平行于臀部最大部位。髋围较胸围大4厘米

以上胸围、腰围和臀围的周边长度，俗称“三围”。一般认为，这三个部位的比例为3：2：3时是最具女性美的体形。丰满的乳房和发达的臀部是女性的第二特征，也是雌激素的杰作。而腰围和臀围的比例在2：3时，则说明其大致具备合理的营养状态和最佳的皮下脂肪分布等健康表现；而在营养过剩或缺乏运动等情况时，这个比例就会相等或被倒转过来。这时，一个胖妇的形象就会展现在你的眼前。

测量标准	
大腿围	在大腿的最上部位，臀折线下。大腿围较腰围小10厘米
小腿围	在小腿最丰满处。小腿围较大腿围也应小20厘米
足颈围	在足颈的最细部位，踝关节上部。足颈围较小腿围应小10厘米
上臂围	在肩关节与肘关节之间的中部。上臂围约等于大腿围的一半
颈　围	在颈的中部最细处。颈围与小腿围相等
肩　宽	两肩峰之间的距离。肩宽等于胸围的一半减4厘米

这些数据是在测量了多位健美女性的基数的基础上总结出来的，有一定的普遍性。凡与这些数据不符者，往往就违背了整体的美。

第2节 新妈妈的瘦身计划

饮食计划

首先，在饮食方面，建议产后新妈妈采取渐进的方式，控制自己饮食的量与质，让胃维持在八分饱即可。

三餐以蛋白类的食物为主，例如豆类、肉类、蛋等，避免食用过高的高糖性及油炸食物，尤其是淀粉高的食物。

若是新妈妈在正餐间仍觉得嘴馋的话，吃些低脂饼干和高纤饼干类的干粮，配上一杯清香的红茶，就是一道既能解决饥饿，又不至于发胖的下午茶点。

吃吃喝喝也有顺序

在进餐时，你先吃什么，后吃什么？面对这个问题，可能多数人的回答都是：先吃饭菜，再喝汤润喉，后吃些甜点和水果。

其实，这种吃法是不符合养生原则、不利于人体健康的。近年来，一些健康专家通过深入研究，才发现吃喝也有顺序，现实生活中绝大多数人都“吃错了顺序”。

● 好习惯

进食顺序只需稍微改变，同样的食物却能吃出不一样的身材，这便是现在非常流行的使摄取热量下降的减肥瘦身技巧。按照健康的进食顺序，会不容易感到饿，并减少吃零食的欲望。

具体的做法：用餐前先喝一杯水，接着吃蛋白质类食物（肉、鱼、蛋、豆类）适量，接着吃脂肪类食物再来吃蔬菜、水果，最后才吃淀粉主食（米、面、马铃薯）。

为什么蛋白质类要先吃呢？

因为蛋白质对减肥者之营养很重要，如果蛋白质摄取不足，则人体的瘦肉组织会逐渐分解消失，对健康不利，故蛋白质的量要足够。

接着是脂肪，脂肪让人有饱胀感可以缓和饥饿的感觉，且脂肪最不会刺激胰岛素分泌，而胰岛素是一种增胖激素。至于最后才吃主食类，是为了防止主食类吃过量，导致胰岛素浓度上升，妨碍减肥。

● 坏习惯

一开吃就爱吃主食，米饭、面包，肚子一饿非先填一填不可，肚子差不多吃饱了才沾一点蔬菜，或者干脆不吃蔬果。

吃好三餐，想胖都难

● 推荐食谱

减肥食谱

早餐：南瓜枸杞粳米粥，煎鸡蛋，什锦泡菜。

中餐：红烧牛肉，凉拌菠菜，素炒芥兰，半个馒头。

晚餐：冬瓜排骨汤，胡萝卜青椒马铃薯丝，凉拌茄泥。

减肥食谱2

早餐：一个蒸糯玉米，1个荷包蛋，一杯牛奶。

中餐：番茄牛肉面（面只吃一半），凉拌海带胡萝卜丝。

晚餐：豆苗鱼丸汤，素炒丝瓜，烤甘薯1块。

减肥食谱3

早餐：牛奶一杯，鸡蛋煎饼（不要中间的薄脆）1块。

中餐：豆皮炒青椒，黄瓜拌鸡丝，香菇炒油菜。

晚餐：蒜泥拌酱牛肉，辣椒炒苦瓜，青菜肉丝粉丝汤。

各种营养素，一个不能少

减肥的人也要注意自己的营养均衡，但是，该如何同时拥有健康与减肥的效果呢？其实，减肥的人每日的营养有一定的比例，只要你达到了营养比例的数字，你也可以享有减肥的好处。

她们常用的办法是节食，可减肥见效者却不是很多。为什么呢？最新的研究证实，节食减肥，如不注意饮食平衡，就会功亏一篑。这里最需要平衡的有五大类食物：谷物、蔬果、肉类、奶类及脂肪。

谷物类是饮食的基础，热量的主要来源。这类食物含丰富碳水化合物、蛋白质、维生素、纤维素和矿物质。减肥者每日午餐必须保证150克左右的谷物类食物摄入。

蔬果提供纤维、维生素及矿物质，令身体机能运行通畅。减肥者蔬果可多食，但要注意的是每日蔬果摄入量最好为1：1。

肉类（或豆制品）提供优质蛋白质，减肥者一定不要禁肉，而应在每日中餐时，食入占餐1/3的肉类或豆制品。

乳类食品有丰富蛋白质、维生素及钙质等矿物质。每日摄入量应至少保证250毫升，最好是脱脂乳品。

减肥最忌瘦下来后皮肤暗淡无光，为了避免这种情况的发生，每日摄取少量动物脂肪是必需的。摄入量大约为1汤匙左右。

利用烹饪的方法减少食物热量

要煮出低油、低糖、低盐、高纤、高钙的健康饮食，可运用一些烹调小技巧。将肉丸子的肉类减少，并用全瘦肉，另加入较多的蔬菜，可增加纤维质的量，减少油脂的量；新鲜的蔬果富含纤维质和维生素C，以生吃的方式更能保存原有的营养素；以优质酱代替一般沙拉酱，可减少油脂的摄取量；利用天然食物番茄和菠萝的酸、甜味制成的酱汁，取代一般的番茄酱和糖醋汁，可达到减盐、减糖之目的；在煮甜汤或饮料时，可使用代糖以取代一般蔗糖来降低热量的摄取；选择多种小杂粮（例：红豆、绿豆、薏仁、小米、小麦、燕麦、莲子等）代替白米可增加纤维质、各类维生素、矿物质的摄取量。

减肥的必要营养素

油脂	所需的量：2～3汤匙。如果身体完全不吸收油脂，也会产生皮肤发炎
蔬菜	所需的量：最少要吃3份。多吃深色蔬菜，深色蔬菜所含的维生素及矿物质很多，蔬菜中的膳食纤维可以帮助身体控制体重
水果	所需的量：2份。每天一定要吃水果，水果可以帮助肠胃的消化，避免便秘的产生，而且水果中含有的天然抗氧化成分可帮助你对抗很多疾病
蛋鱼肉豆	所需的量：3～4份。少吃鸡、牛、猪的肉，可以改成吃鱼肉，因鱼肉比其他肉类的价值高，而且烹煮方式也可以采取较轻淡的手法来制作
奶	所需的量：1或2份。鲜奶的营养价值很高，选择的时候可以挑低脂鲜奶
主食	所需的量：半碗饭。这里所提的半碗饭是每天每餐至少要半碗饭。若是你不想吃白饭，可以改成糙米饭

新妈妈瘦身运动计划

每一位新妈妈，除了宝宝的健康以外，最希望的恐怕就是自己能够在产后快速恢复以往的曼妙身材，姣好的身材可是每个女人的愿望。可这个愿望有时并不那么容易实现。应该怎样做?

量身定制运动方案

产后新妈妈对减肥的热情十分高涨，但健身一定要有科学的减肥方法。体形特征不同的人应该采取与之相应的运动方式，才能更利于自身的健美。

了解自己的肥胖类型，是制订运动减肥计划、达到最佳减肥效果的先决条件。因为，按照脂肪在身体不同部位的分布，肥胖可以分为苹果型肥胖和梨型肥胖和V字型三种。苹果型肥胖的人脂肪主要堆积在腹部，其突出表现就是“大肚子”。而梨型肥胖则主要表现为臀部和大腿的肥胖，尤其是分娩后的女性容易产生。

●苹果型身材

其肥胖原因主要是营养过剩，缺乏运动。苹果型身材的女性手臂和腿很细，而腹部、腰部和上臀部较粗。针对她们，首要的是加强运动锻炼。长时间持续的有氧运动，如慢走、慢跑、爬山、骑自行车等，都比较适合。着重四肢力量的练习，不要把时间浪费在练腹肌上。每次运动时间不低于1小时，要注意保证运动没有间断，这样才能有效地消耗堆积在腹部的脂肪。同时，运动方式及运动强度也很有讲究，应以有氧代谢为主，在运动中稍有急促喘气、心跳加快、微微出汗，运动过后感觉全身轻松、精力充沛，就是最适合的运动。

●梨型身材

除了生理上的原因，还有病理上的原因。因此，要先去医院检查肥胖是否由病理引起的，只有排除了病理的原因，才能自己进行运动减肥。生理原因造成的梨型肥胖者运动量和运动强度要小一些。梨型身材的女性，其脂肪主要堆积在臀部和大腿，可选择低强度、低撞击练习和耐力练习，如跳绳、跳低撞击舞、在平台跑步机上走等，可消减这些部位的脂肪。要避免大阻力运动，如上坡、爬高、跳踏板操和高撞击舞、骑高阻力单车等，这些都会令下肢变得更粗壮。

●V字型身材

往往上身较大，腰部有点臃肿而臀部较瘦小。可进行爬高、踏板有氧操和跑步等锻炼，避免做诸如俯卧撑、举重等使上身强壮的运动，可用下蹲或跨步来强壮下腿的力量，使身体上下部分的比例变得协调。总之，不论采用什么方式和手段进行锻炼都要遵守一个原则，这就是“因人而异”和循序渐进。

运动计划

有人以为走路走太多，才会变成萝卜腿，所以应该减少腿部运动。其实走路、慢跑以及骑脚踏车之类的有氧运动，都是美化小腿曲线的最佳运动，只要每次运动后以至少15分钟的肌肉伸展作为结束，让拉长、放松的方式恢复肌肉的柔软度，再辅助适度的按摩与生活习惯的改善，如减少穿高跟鞋的频率，告别萝卜腿并非难事。平时可以多爬楼梯，对消除滞留在小腿肚的水分，锻炼松弛的腿部肌肉很有效。

阶梯赶兔法	
1	双脚站在阶梯或其他高20厘米以上物体的边缘，手扶墙壁，让后脚跟悬空
2	慢慢将脚尖踮起来，在最高点停留一下，然后再以同样的速度将脚跟放下，直到最低点
3	每次至少需不间断做6次以上，可稍做休息再继续，熟练后可按个人情形增加次数。另外做一些柔软操，一次至少要持续30分钟，才会有效果

需要注意的是，新妈妈若是自然分娩，则要1个月以后才能开始做运动；若是剖宫产，则要3个月以后才能开始做运动，并且最好咨询过专业医生后，再从

事运动。

高强度短时间的局部重点训练，容易造成肌肉的健壮，所以可选择低强度长时间的有氧运动，这样不但可达到减重的功效，更可达到修饰线条的效果。此类运动项目可选择游泳、慢跑、骑脚踏车、快走、有氧舞蹈等。选对适合你的运动，才能让你动得更健康、曲线更窈窕。

腿

第一节

这个动作主要是锻炼大腿以及臂部的肌肉，动作要领是下蹲的时候不要撅臀，动作不要太快，下蹲和立起的动作尽量靠腿部用力控制完成，每组15下，每次3组。

第二节

这个动作锻炼整个腿部的肌肉，双腿依次向侧边抬起，脚尖绷直，脚背向正前方，腿在可以控制的范围内尽量抬高，动作不要太快。每组15下，每次3组。

第三节

这个动作还是锻炼大腿肌肉的，双腿前后分开，下蹲时重心在两腿之间，下蹲和立起的动作尽量靠腿部用力控制完成，一组15下，每次3组。

臂

第一节

双脚与肩同宽站立，上身前倾，呈135°；双手自然下垂，呼气，把双手伸直向前提升，吸气，再把两臂拉后，重复15～20次。

第二节

上身直立，左手持矿泉水瓶，右手自然放松；左臂向外伸直，呼气，前臂抬高伸直与肩同一水平线，再向上屈，注意保持二头肌不动；左右臂各20次。

第三节

转变站姿，腿呈前后弓字步，上身前倾；然后手持哑铃，前臂重复向上提升放下，以拉动二头肌；左右手重复20次。

第四节

后撤的腿向前上一步后，随之单臂屈肘向前打出，而另一只手臂弯曲，收于腰间，四节动作连续完成，然后再左右手臂交替练习。

第五节

保持站姿，手握哑铃，然后手臂向后拉动，抬升至与肩平齐；左右重复20次。

第六节

腿部姿势保持不变，右臂肘部抬起，手部呈照镜子状，左臂手掌朝下抬平，手臂呈90度，左手搭在右手臂内肘上。下次交替来做。

腰背

第一节

双膝跪地，两手撑地，胸部使劲贴地，重复8次。

● 第二节

上身直立，左手持矿泉水瓶，右手自然放松；左臂向外伸直，呼气，前臂抬高伸直与肩同一水平线，再向上屈曲，注意保持二头肌不动；左右臂各20次。

胸

● 第一节

直立，两腿分开，两臂交替做敬礼状，重复8次。

● 第二节

直立，两手从背后抓住椅背，然后逐渐下蹲，再重复4～8次。

● 第三节

直立，两腿分开，双臂和肩部齐平，先向两侧平伸，然后向前弯曲，两手手指相接触，手掌向下，再重复8～16次。

● 第四节

坐在地上，两膝向上弯曲，两手向后撑地，然后臀部离开地面，使膝盖以上直至颈部与地面平行，重复4～8次。

全身

● 第一节

挺腹运动：仰卧，双膝屈起，双足平放在床上，抬高臀部，使身体重量由肩及双足支持，目的是加强腰臀部肌肉力量。

● 第二节

举腿运动：仰卧位，两臂伸直平放于体侧，左右腿轮流举高与身体成一直角，目的是加强腹部肌肉和大腿肌肉力量。

● 第三节

呼吸运动：仰卧位，两臂伸直放在体侧，深吸气使腹壁下陷内脏牵引向上，然后呼气，目的是运动腹部活动内脏。

● 第四节

缩肛运动：仰卧位，两膝分开，再用力向内合拢，同时收缩肛门，然后双膝分开，并放松肛门。目的是锻炼盆底肌肉。

● 第五节

头颈部运动：平躺，头抬起试着将下巴靠近胸部，保持身体其他各部位不动，再慢慢回原位，重复10次。可收缩腹肌，使颈部和背部肌肉得到舒展。

● 第六节

乳部运动：平躺，手平放于两侧，将两手向前直举，双臂向左右伸直平放，然后上举至两掌相遇，再将双臂向后伸直平放，再回前胸后回原位，重复5～10次。可使乳房恢复弹性，预防松弛下垂。

● 第七节

脚踝运动：平躺于床上，后脚跟贴地板，伸长脚尖，两脚底对碰，弯起两脚底。

● 第八节

腹直肌分离矫正：同呼吸运动，吐气时将头抬高，但不可抬肩，同时用交握的双手将腹直肌向中线推挤，吸气时回复原姿势，并松弛腹部，不能把肩抬高。

● 第九节

凯格尔运动：仰卧在床上，身体放松，专注于提肛收缩的动作。双腿、双臀、腹肌不能用力；将收缩的动作专注在阴道、尿道上，持续重复着一缩一放的频率。产后1周后开始。

剖宫产后的复原运动

● 第一节

下半身伸展运动：仰躺，双手手掌相扣，放在胸上。右脚不动，左膝弓起。将左腿尽可能伸直上抬。换右脚，重复做5次。

● 第二节

腹腰运动：平躺床上，旁边辅助的人，以左手扶住新妈妈的颈下方。辅助者将新妈妈的头抬起来，此时新妈妈暂时闭气，再缓缓吐气。辅助者用力扶起孕妈妈的上半身，新妈妈在过程中保持吐气。最后，新妈妈上半身完全坐直，吐气休息，接着再一面吸气，一面慢慢由坐姿回到原来的姿势，重复做5次。

新妈妈的有氧运动

“健康是人生的第一大财富”，对于正式成为新妈妈、忙碌于孩子与生活之中的女性而言，这一点显得尤为重要。

在繁忙疲倦之中，仍然拥有令人快乐的健康；在疼爱照顾孩子之时，唤回曾经优雅曼妙的身姿。其中最真实的秘密，就是爱上有氧运动——最健康、最具活力的运动！

有氧运动，全称为有氧代谢运动，指以有氧代谢提供能量的运动，特点是强度低、有节奏、不中断，持续时间长。这种运动过程可增加人体对氧气的吸入、输送和使用，提高机体的耗氧量，改善呼吸和心血管系统功能。

防治肥胖症的最佳疗法莫过于运动。首先，减肥运动是通过燃烧热量，将人体内的脂肪烧掉。可怎么烧？烧多少？又如何通过节食防止脂肪的再产生？却是一项需要定量控制的科研工作。其次，据计算，人要减肥1千克，大约要消耗121.3千焦的热量。

如果只是散散步、做做操或从事家务劳动等无氧运动，消耗的不过是刚吃进肚子里的热量而已。

而要削减堆积在体内的脂肪，最有效的减肥运动就是参加有氧运动，尤其是消耗能量较多的运动，例如慢跑、爬山、快步走、球类运动、游泳等，每次运动最好一次持续做完，中间不要停止，且每次运动消耗热量。

● 健康快车

有氧运动使人体肌肉获得比平常高出十倍的氧气，从而促进人体新陈代谢，减少机体的致癌因子和致病因子，增加活力、舒缓压力、放松身心。

最适合做了妈妈的忙碌女人。

使你的血液变得很“富有”。

可增加血液中红细胞、白细胞和血红蛋白，使身体的营养水平、代谢能力得到提高。与锻炼前相比，它能给每个细胞带走更多的二氧化碳和其他废物。

燃烧脂肪

方便易行、容易坚持的有氧运动，可以帮助身体处于“有氧”状态，从而真正地燃烧体内较多的脂肪。

如果在合理安排食物的同时，结合有氧运动，不仅减肥能成功，而且减肥后的体重也不会恼人地反弹！保持形体上的长处，弥补形体上的不足。

提高肌肉的弹性、伸展性和协调性。

有效地改善心率

坚持适当的有氧运动，如健身操锻炼，可使心率适度降低，这样心脏就会得到更多的休息。

由于心脏的工作能力和储备能力提高，人就能承受更大的负担。

改善不良情绪

由于有氧运动能提高中枢神经系统的机能水平，从而也提高了机体对外部环境的适应能力，故减少了患神经衰弱症的可能性，还可以减缓和消除紧张、激动、易怒、神经质等坏情绪。

保持关节健康

简单的步行、下蹲，爬楼梯，踢球对于活动膝关节都是很有效的。

步行、骑脚踏车对于膝关节痛的人来说也是很好的选择，这样他们可以在不承受体重的情况下进行运动。

产后瘦身操

女性在分娩后由于内分泌和代谢等方面的一系列改变，产褥期营养摄入量的增加而活动减少等诸多原因，体重均会有不同程度的增加。

大多数新妈妈，在最初的日子腹部看起来像5个月妊娠般大，这是因为子宫依然胀大，没有完全恢复的缘故。

经过3～18个月的时间，子宫会渐渐复原。

但由于胎儿在子宫内生长发育时，腹壁肌肉被过度拉长和伸展，肌肉弹性会有实质性的降低，腹部肌肉松弛非常严重。

如果不经过锻炼，腹壁肌肉的弹性不能复原，为了使形体恢复得更好，其中最简单、最经济、效果最好、无任何不良反应的体形恢复策略，就是在产后尽快做有利于锻炼腹部肌肉的美腹操。

1	仰卧床上，两膝关节屈曲，两脚掌平放在床上，两手放在腹部，进行深呼吸运动，肚子一鼓一收
2	仰卧床上，两手抱住后脑勺，胸腹稍抬起，两腿伸直上下交替运动，由幅度小到幅度大，由慢到快，连做50次左右
3	躺在地板上，肘部衬一块护垫，双手微撑，用双手的力量，将腿部高举，可防止臀部下坠
4	仰卧床上，两手握住床栏，两腿一齐向上跷，膝关节不要弯曲，脚尖要绷直，两腿和身体的角度最好达到90度，跷上去后停一会儿再落下来，如此反复进行，直到腹部发酸为止
5	两手放在身体的两侧，用手支撑住床，两膝关节屈曲，两脚掌蹬住床，臀部尽量向上抬，抬起后停止，4秒钟落下，休息一会儿再抬
6	手放在身体两侧，两腿尽量向上跷，跷起来像蹬自行车一样两脚轮流蹬，直到两腿酸沉为止
7	立在床边，两手扶住床，两脚向后撤，身体成一条直线，两前臂屈曲，身体向下压，停两三秒钟后，两前臂伸直，身体向上起，如此反复进行5～15次
8	双手叉腰，规律性地将腿部向上举，反复20次后再举另一条腿，这样动作刚做时会觉得力不从心，但慢慢地会助你消除腿部的水肿，使之匀称、健美

新妈妈的运动原则

好多疲惫不堪的新妈妈都会忍不住抱怨：什么？我一天忙到晚，锻炼得还不够吗？我需要睡眠！好吧，如果你只有1小时空闲，那就试着睡觉吧。不过情况并不是很乐观，好不容易翻来覆去睡着了，又被孩子的哭闹吵醒。头还昏，腿还软，效果并不好。

●精疲力竭的运动，危险

有氧运动既要有强度，也要讲适度。一方面是必须具有一定的强度，才能达到目的，另一方面强度又不能过大，以免筋疲力尽，甚至出现不必要的危险。

为了快速瘦身，许多新妈妈采取激烈的运动计划，这很容易造成疲劳，不仅如此，还会损害健康。

产后立即进行剧烈运动减肥，很可能影响子宫的康复并引起出血，严重时还会使分娩时的手术创面或外阴切口再次遭受损伤。别忘了进行运动之前，事前的热身运动与事后的缓和运动可不能少，否则容易造成运动伤害。

因此，有氧运动一定要掌握好“度”。衡量的标准嘛，就是运动时的有效心率，美国心脏协会建议，初练者运动心率，以最大心率的50%为宜，几周后，强度逐渐增加到最大心率的75%就可以了。

何为最大心率呢？不妨通过以下公式计算一般人的最大心率：最大心率＝220－年龄值。那么，用最大心率乘以70%，就是你运动时的有效心率！

很简单的算术题吧！运动时看着表，数着脉搏，自己就可以掌握了。另外，还有一个“说笑试验”的简单测试法：进行有氧运动时，能与身边的同伴进行交谈，说明你锻炼的强度刚刚好；锻炼的同时还能唱歌，则说明你的运动强度太低了；而如果你运动得快喘不上来气了，马上减弱你的运动强度吧。

如果你的运动过了度，很可能导致的就是运动伤。运动伤是指因为健身活动不当而导致骨骼、关节、肌肉韧带受损伤。运动伤患者逐年增多的原因首先是人们保健意识增强，锻炼者越来越多；其次，对体育锻炼“期望”过高，片面认为“多多益善”，超负荷超限度运动而使身体受到伤害；最后，很多人想通过运动达到减肥目的，对这些人来说，当减肥效果不明显时，便加大运动量或不根据自己本身体质特点做不适合自己的体育运动而伤身。

通过锻炼既强身健体而又不受伤，应多参加低强度、长时间的运动，如慢跑、游泳、体操、太极拳等；要注意避免某个肢体或关节过久地做一个动作，以免伤害骨骼和关节；要掌握运动的量和度，运动量太大反而会降低人的抗病能力。

另外一个方面，别以为只要运动量大，就能减肥。有关研究发现，想控制体重、想减肥，得适度运动，可别运动过了头。运动医学专家的最新研究发现，适度运动可以促进肥胖基因的出现，使体内瘦身蛋白的浓度增加，有助于控制体重；如果以为运动量越大减的越多，那你的想法可就错了，运动强度太大，反而会抑制肥胖基因，让人食欲大开，想瘦下来就太难了。

对于新妈妈来说，适宜选择轻、中等强度的有氧运动，并做到持之以恒，这样有利于减重，并能有效防止减重后体重出现反弹。有氧运动有极佳的燃脂效果，有氧运动指的是使用到全身肌肉的运动，包括慢跑、快走、游泳、登山、骑脚踏车、有氧舞蹈等，且进行的时间至少要持续12～15分钟以上，若要有效燃烧脂肪应持续进行30分钟以上，或是一天之内累积到30分钟以上才有效果。

●一点一点增加运动量

循序渐进是指学习动作要由易到难，由简单到复杂，在运动量的安排上要由小到大，逐渐增加。

在锻炼身体过程中如果遵循这一原则，可以更好提高体质并且防止过度疲劳和运动创伤的发生。

产后尽早适当活动及做产后健身操，有助于体力恢复、排尿及排便，避免或减少静脉栓塞的发生率，且能使骨盆底及腹肌张力恢复，避免腹壁皮肤过度松弛。　　产后健身操应包括能增强腹肌张力的抬腿、仰卧起坐动作和能锻炼骨盆底肌及筋膜的缩肛动作。产后两周时开始加做胸膝卧位，以预防或纠正子宫后倾。上述动作每日做3次，每次15分钟，运动量逐渐加大。

人体各器官系统的机能对所进行的运动，必须具备必要的适应能力，使负荷不断增加而逐步得到加强。运动量不可能经过短时间的锻炼而增加很多，当人体还不具备参加大运动量训练的条件时就去参加激烈的运动和比赛，那么机体肯定是承担不了的。

因为运动量不同，在人体内发生的变化也不同，例如在中等强度活动时，脉搏频率为每分钟120～140次，如激烈运动时可达180次甚至200次。此时对于运动器官和内脏器官的影响是极为深刻的，可使血压升高，呼吸加快加深，血液重新分配，代谢作用增强。要达到这些要求，都需要一定时间的适应过程。运动量的逐渐加大，可以使机体的适应过程逐渐提高，使运动器官和内脏器官的活动很好地协调起来。

如果你日日与电脑、公文打交道，偶尔参加一场球赛可能会令你一连几天动弹不得，甚至更可怕的是得上比运动员还“专业”的损伤。即使你一直坚持锻炼，但如果某一天的运动量大大超出了平时的习惯，伤痛很可能随之而来。特别是一些运动高手，在停止运动一段时间后重返“赛场”，技痒难耐，不自觉地来点儿“高难度”动作，最容易发生意外之伤。

新妈妈要预防运动伤害最佳的办法是循序渐进。在尝试一种新的运动时，连续进行不要超过15分钟，隔天增加一些，逐渐达到理想的运动量。运动时应由慢到快，达到有氧运动量时，持续30分钟左右，然后再放慢运动速度。建议生育后体能不是很好的新妈妈，在刚开始有氧训练时，采用间歇式锻炼法，以高心率（强度）持续一段时间，直到你开始感到疲劳后，慢慢转为一些放松或慢速运动，直到体力恢复，再转为高心率（高强度）。当然间隔式训练是一种过渡训练法，最终目标还是使你能轻松完成30分钟，或更长时间的高强度有氧运动而真正健身！

新妈妈的产后运动应注意循序渐进，如能坚持在分娩后进行5个月左右必要的身体锻炼，不仅对体质以及形体的恢复有益，还可将全身的肌肉练得结实一些，消除腹部、臀部、大腿等处多余的脂肪，恢复怀孕前的健美身姿。

但在锻炼中，如果违反了循序渐进的原则，不仅有碍于健康，易发生运动创伤，出现过度疲劳，而且也达不到锻炼身体增强体质的目的。

●运动不能三天打鱼，两天晒网

运动是公认的减肥的有效手段，但这点在不少肥胖新妈妈身上并不见效，或效果不满意。有人因此责怪运动对减肥“没用”。其实，运动减肥效果不佳的原因并不那么简单。

新妈妈有一种特殊的柔美，丰满滚圆的身材和眉眼中流露出来的母爱与温情增添了她的风韵。但是有些新妈妈却陷入自卑之中，不分昼夜地忙碌使她蓬头垢面、衣衫不整，皱巴巴哪里顾得着挺括、协调。

浑身肌肉似乎都受地心吸引力的作用下垂着，身材显得臃肿不堪。减肥是找回自信的最好办法。

但无论从哪方面讲，运动都是减肥最科学的方法。但这是一种持续性的、长期性的脂肪消耗活动。所以有颗恒心贵在坚持是必要条件。

减肥失败的常见原因包括：往往是由于没有坚持减肥运动：有的人在减肥开始时，感到比较劳累和不习惯。

没练多久，就想休息几天。他们不曾了解，这样做根本达不到消耗能量的效果。因为，运动会使胃肠运动增强，食欲增加，消化吸收增加。

很多人运动后胃口大开，只不过因为坚持锻炼，使热量不至积累而已。

如果突然停止锻炼，胃口并没有缩小，可热量却慢性减低，这样不但体重难以下降，甚至可能回升。所以，减肥运动贵在坚持，并在坚持的过程中培养兴趣，发挥潜能。

任何时候只要你能抽出时间，不妨做简单的运动。不过你还是能够找到理由不去锻炼，比如孩子没人看、工作太忙、身体不舒服等，反复告诉你自己这不是真问题，如果事实确是如此，需要改变的是你的生活而不是锻炼的计划。

欲速则不达，不要指望狠狠运动一天就可以一星期不运动。我们提倡慢速、长久的锻炼，过度的剧烈运动并不适合绝大多数新妈妈。

因此，不管你是自愿或被迫，都要做好思想准备，即一旦参加减肥运动，就意味着改变原有的生活方式，必须持之以恒地坚持，将减肥运动进行到底！坚持需要两个条件保证：一是选择合适的运动项目，二是每日的运动量要合适。运动和饮食控制作为密不可分的有效手段，缺一不可。

减肥期间，因代谢旺盛，胃肠运动增强，往往食欲大增，给节食带来一定困难。但控制饮食是减肥的必由之路，若不控制饮食，减肥效果往往不理想，甚至出现体重上升。所以，再回过头来检查一下自己节食计划的执行情况，找一找漏洞，实属必要。

锻炼贵在坚持，虽然你还没有减轻很多体重，但你会精神焕发。你萌发了装扮自己和孩子的愿望。生活由于锻炼变得美好起来。

●运动前先热个身

热身运动是指在运动以前，用短时间低强度的动作，让待会儿运动时将要使用的肌肉群先行收缩活动一番，以增加局部和全身的温度以及血液循环，并且使体内的各种系统能逐渐适应即将面临的较激烈的运动，来预防运动伤害的发生。运动前不重视做准备活动，或准备活动做得不充分、不正确、不科学，是引起运动损伤的重要原因；准备活动不充分，肌肉、内脏、神经系统机能不兴奋，肌肉供血量不足，在这样的身体状态下进行活动，动作僵硬、不协调，极易造成损伤。

所以在进行有氧运动前，请做5分钟的准备热身活动，而不是立即就做剧烈的运动，让心脏瞬间增加许多负担。

专业的健身教练建议，最好原地做伸展和柔韧性的练习，或以慢步走、慢跑、柔软体操、踩脚踏车、原地踏步或走滑步机等方式热身，每次热身运动，最好能视个人体能不同，持续3～10分钟。这样可使关节、肌群增加弹性和活动范围，使体温和心率逐渐提高，以适应即将开始的运动，减少运动中可能发生的运动伤害，也可以让运动的新妈妈更出色。

首先应进行身体全面的、一般性的准备活动，如身体自上而下各关节的活动，包括绕环、拉韧带以及慢跑。

然后要进行一些专项准备活动，如挥拍活动、起动步法及前后左右各方向的步法跑动练习。准备活动的量与时间要控制好，不能不动，也不能太猛，应以身体觉得发热、出汗为最佳。

第3节 新妈妈美丽计划

妊娠斑

微晶磨皮消妊娠斑

一般生了宝宝的孕妈妈都知道，妊娠斑要想消掉非常不容易，但可以通过努力尽可能地淡化妊娠斑。有条件的新妈妈可以用手术的方式来对付讨厌的妊娠斑。这种手术就是微晶磨皮。激光微晶磨皮手术可以淡化甚至消除妊娠斑，不过价格比较昂贵。如果妊娠斑实在明显影响美观，不妨考虑进行磨皮手术。建议选择专业的整形护肤医院，并在手术前做好全面的咨询了解工作。

自制去妊娠斑面膜

自制中药面膜消除妊娠斑。将柿子树的树叶磨成粉末，取30克，与30克凡士林充分混合，制成外搽膏剂。每天睡前涂于长斑处，次日晨起后洗净。需连搽半个月至1个月才能奏效。

或者用鸡蛋2个、茯苓粉30克，取蛋清调入茯苓粉，再加适量水调成糊状涂于面部，20分钟后用清水洗去。阳光的照射会加深妊娠斑，因此新妈妈应避免日光的直射，外出时要戴遮阳帽、抹防晒霜。也可口服维生素药物进行治疗。

美白保养品

有美白祛斑效果的保养品成分相当多，包括维生素C、维生素E、维生素A、果酸、曲酸、熊果素、胎盘素等。建议请教医生，挑选适合自己的肌肤产品。

退斑药膏

退斑药膏不是保养品，所以必须经医生处方才能使用，最常见的就是所谓的三合一退斑膏，由外用A酸、对苯二酚及弱效的类固醇等3种药膏组成。使用三合一退斑膏1～2个月后，肌肤就会变得细嫩，并起到淡化斑点的效果。

美白导入

水溶性保养品不易为皮肤所吸收，在医学美容上会选择借助超声波、离子或脉冲式等方法来导入美白的成分，使其进入深层肌肤，充分吸收，达到去除色素沉淀、淡斑的效果。

果酸换肤

果酸可以刺激真皮层内弹性纤维、

胶原蛋白、黏多糖体及玻尿酸增生，去除皮肤细纹、淡化表皮色素。可广泛运用在妊娠斑常发生的部位，如脸、乳晕、腹中线、脖子、腋下等。

产后去色斑

加强保湿

分娩1～2个月后，妈妈体内的激素才会逐渐恢复常态，因此皮肤的局部反黑会延长到这个时候。如果怀孕期间的反黑不是很严重，大多都会渐渐自行退去，这时只要注意皮肤的正常保湿保养及防晒即可。

皮肤干燥是皮肤角质层含水量减少所致，若角质层无法维持适当的湿度，皮肤就会显得粗糙、干燥甚至脱屑。由此可见，一个有黑斑的皮肤，急需回到正常代谢状态，但如果干燥、脱屑，只会使情况加剧，所以此时持续加强保湿，是相当重要的保养工作。

努力防晒

黑斑的形成与阳光中的紫外线有绝对的关系，它会刺激黑色素细胞分泌过量的黑色素，所以防晒工作是不能偷懒的，否则产后孕斑不但无法变淡，可能还会使黑斑更加严重。因此新妈妈外出应戴遮阳帽，避免阳光直射面部。

妊娠纹

妊娠霜

孕妈妈分娩后，大多会在肚皮上留下妊娠纹。有的人多，有的少。刚开始妊娠纹是淡红色或深紫色，后来会慢慢变成银白色。许多新妈妈为去掉难看的妊娠纹而烦恼。怀孕3个月至产后3个月可以涂抹妊娠霜。选购时要注意妊娠霜卫生合格认证字号、制造商或进口商详细数据、制造日期、保存期限。使用时把妊娠霜涂抹在胸部、腹部、臀部与关节等处的肌肤。

适度按摩

对工作的新妈妈来说，也可以通过按摩来消妊娠纹。像对付伸展纹与肥胖纹一样，使用精油及专业纤体产品进行局部按摩可以增加皮肤弹性，同时配合使用除纹霜，不仅让按摩更容易进行，并保持肌肤滋润，避免过度强烈的拉扯。建议从怀孕3个月开始到生完后的3个月内坚持用除纹霜腹部按摩，可以有效地预防妊娠纹生成或淡化已形成的细纹。

牛奶浴

在沐浴时做适量的按摩，能促进血液循环，还可有助于去纹。其中一个有效的沐浴按摩法是在沐浴时，准备一杯牛奶及一把刷子，先用刷子在腹部及腿部进行洗刷，以促进血液循环，再把牛奶涂在腹部及腿部，用双手由里至外打圈按摩，10分钟后，再用消除斑纹的按摩液按顺时针的方法按摩，最后涂上可收紧肌肤的乳液，这样便可以有效除纹。

面色晦暗

产褥期休养不好的孕妈妈，容易显得面色晦暗，无光泽，当然也谈不上什么精神饱满。那么，应如何防止这种情况的发生呢？

应从以下4个方面预防面色晦暗	
1	两手掌面贴于面部，做上下往返推摩，状如洗脸，共10～20次
2	用拇指指端按揉背部肺俞、脾俞、胃俞、肾俞穴各半分钟
3	按揉足三里、三阴交各1分钟
4	双手四指交拢，用指腹轻轻拍打额头和面颊部皮肤1～2分钟

护理头发

产后脱发，其根源在于孕期雌激素水平的变化。怀孕后，雌激素分泌增多，导致毛发更新缓慢，很多应在孕期正常脱落的头发没有脱落，一直保存到产后。产后雌激素水平下降到正常，衰老的头发就会纷纷脱落，造成部分头皮不长头发的现象。多半产后脱发会在分娩后2～3个月中发生，但到3～6个月以后就会恢复正常了。女性头发更新的速度与女性体内的雌激素水平有关，雌激素水平高时，头发更新速度会变慢；雌激素水平低时，头发的更新速度会加快。

要放松心情

在孕期和哺乳期一定要保持心情舒畅，要认识到产后脱发是一个暂时的过程，自己要有信心，相信脱发会停止，而且会很快长出如以往的秀发。避免精神紧张，因为紧张的情绪只能加重脱发的程度。如果分娩时精神恐惧、情绪波动以及产后劳累等，亦会使脱发加重。产后脱发一般不会形成弥漫性脱发，脱发的部位大多在头部前1/3处。随着分娩后机体内分泌水平的逐渐恢复，脱发现象会自行停止，一般在6个月左右即可恢复。因此，产后脱发是正常的生理现象，新妈妈不必为此而过度担忧或恐惧，但护发措施也要做好。

注意平衡膳食

要加强营养，不能挑食、偏食和忌口。多食新鲜蔬菜、水果、动物性蛋白质、海产品、豆类、蛋类等，以满足头发及身体对营养的需要。

在饮食上，注意平衡膳食，多食新鲜蔬菜、水果、海产品、豆类、蛋类等，以满足身体和头发对营养的需要。

应多补充蛋白质。食疗对于防治产后脱发效果颇佳。头发最主要的养分来源即是蛋白质，所以，新妈妈产后的饮食除应注意营养均衡外，可多补充一些富含蛋白质的食物，如牛奶、鸡蛋、鱼、肉等。

适度地头皮按摩

帮助头皮做SPA，可以使毛囊吸收到精油的养分，达到活化组织、促进血液循环的功用。

注意洗发方式

每周洗发次数则取决于个人的发质，但仍建议尽量减少洗头的次数，并且在洗头时动作要轻柔，用指腹轻轻按摩头皮即可，千万不要大力搔抓，以免将原本就处于休止期的头发拉下。

不要染发烫发

建议在分娩后的6个月内尽量少在头发上做太大的改变，因为此时的头发仍属易脱落的时期，染烫发的药水本身或是上卷子时的力度太强，都很容易将头发扯下。

选择合适的洗发用品

选用性质温和，适合自己的洗发用品，定期清洗头发。经常用木梳梳头，或者用手指有节奏地按摩、刺激头皮，可以促进头皮的血液循环，有利于头发的新陈代谢。

需注意的是，洗发次数较多的新妈妈，或发质为中性、干性的新妈妈，应使用化学性质温和的洗发露，以防头发的油质保护层被破坏，使头发变得枯干。洗发次数少，或头发为油性的新妈妈，应使用去污效果好的洗发精。

水温要适宜

多数人都偏好用较热的水洗发，以为水温越高，洗净效果越好。尤其是头皮较痒的时候，用热水洗起来非常舒服。其实洗发时所使用的洗发精足以洗净头皮及发丝间污垢。

如果水温太烫，反倒会致使头发干涩，而且也会把头皮分泌的滋润脂质一并洗掉，如此一来发丝失去了光泽，头皮容易紧绷、发痒。

洗发后需营养涂养

洗发后最好涂抹适量含有蛋白质的护发乳，防止发梢分叉、干涩，以保持头发的光滑柔顺。

提醒新妈妈，在用护发乳时，最好涂在头发的发梢或发尾处，这样效果才佳。在洗发时不可用力抓挠，应用指腹轻轻地按摩头皮，来促进头发的生长与脑部的血液循环。

产后战痘祛斑一点通

祛斑选择治本不治标

● 保证睡眠

每天保证充足的睡眠时间，产后新妈妈应该保证每天7～8小时的睡眠时间。这里说一点，相信所有的新妈妈听后就会倍加重视睡眠质量了，研究发现，在产后6个月的新妈妈中，睡眠时间少于5小时者与睡眠时间保证7小时以上者相比，前者无法减重到孕前状态的概率是后者的两倍。

● 预防高温

尽量避免在高温的环境下活动，因为高温更会刺激黑色素的产生。尤其是在夏季的时候，外出时间不要太长，以免受到高强度的紫外线照射。每次外出经历日晒后，回家要先清洁面部，保证肌肤水分充足。

● 吃剩果蔬变宝贝面膜

用果蔬来做面膜是为了汲取天然植物中的精华，如丰富的维生素、天然养分、水分、微量元素等。再加上新鲜的水果、蔬菜本身就是可以吃的材料，所以使用它们来敷面会更加安全和健康。可以大大增加肌肤的弹性和光泽。尤其是果蔬汁的美白效果可不是广告中吹嘘的哦！是真的有快速、有效的美白作用。

白萝卜美白：是新鲜的白萝卜主要是有补充水分的作用，让肌肤喝饱水，美白还是难题吗？方法是将白萝卜洗净，榨汁，用汁水轻轻拍打脸部；每天早晚洗漱后进行就可以了。

黄瓜滋润：黄瓜汁能美容，也有洁肤美白的作用，黄瓜捣碎敷面可以舒展皱纹，防止皮肤老化。治疗皮肤晒伤和炎症，使皮肤变得更富弹性。将黄瓜用榨汁机搅拌成细泥状，然后加入1小匙面粉和配方奶(也可适量加入少许珍珠粉，或用珍珠粉代替面粉)，拌匀，再用涂抹棒将其均匀地涂抹在脸上，坚持15～20分钟后用清水洗净。

赶走痘痘不是问题

分娩后应该好好整顿肌肤，新妈妈一起来针对青春痘、妊娠纹、产后掉发、色斑等产后皮肤问题做修复的工作吧。

● 药敷面法

其实市场上有很多祛痘的药物，听听朋友、同事的介绍，然后根据自己的肤质选择一款，最好是草本原料的，这样对肌肤的刺激比较小。切记坚持用1周，定时使用。

● 海带敷面法

在市场上买那种最常见的干海带，用水泡开后，再清洗干净，因为多数海带上面都会附着精盐。将清洗好的海带放在痘痘严重处，敷面15分钟后，清洁面部即可。

● 新妈妈对付痘痘的招数

虽然引起黑色素增加的原因很多，大致可分为内在和外在两方面。外在包括紫外线或化妆品，内在则与激素变化或精神方面有关。

序　号	战痘7妙招
1	产后要勤洗脸，每天都要用卸妆液（不管有没有化妆）并且去油能力强的中性洗面乳、洗面皂清洁，一天最少两次。洗完脸可用收敛性化妆水或清爽性的柔软水擦拭，每周使用一次去角质清洁面膜来清洁毛孔
2	一款补水又不含油分的面霜千万不可少。如果脸上已有青春痘，就要避免使用粉底、化妆品，有的人想以粉底来掩饰，这样反而会造成痘痘越长越多
3	多喝开水、多吃含有维生素C的水果、蔬菜。但要注意容易长痘痘的人尽量少吃感光蔬菜，如芹菜、香菜、白萝卜之类的感光蔬菜会使色素沉着更深。而含维生素C丰富的番茄、猕猴桃、卷心菜等蔬菜、水果都有利于抑制黑色素。同时，还要注意肠胃是否排泄正常
4	没事不要用手去碰脸，因为手上不但容易携带细菌，还会因为东西的触碰而刺激产生不必要的青春痘
5	连续的熬夜导致肌肤的新陈代谢受到扰乱，痘痘在这个时候就很容易冒出来，这种痘痘最多出现在额头部位，配上一张睡眠不足的蜡黄的脸，当真难看得可以！所以睡眠一定要充足，放松心情，避免肝火上升，造成激素失调
6	养成每日排便的习惯，多运动，作息正常，或是多喝优酪乳来改变肠道的细菌生态
7	防晒是大事，特别是对于留有痘痕的皮肤。紫外线会加重加深色素沉着，如果新妈妈不想痘印颜色越来越深，最好出门前擦上防晒露抵挡阳光。新妈妈坚持一段时间就会发现经过以上的努力，痘痘越来越轻，痘印越来越淡。如果新妈妈坚持得好，很有可能使色素消减得看不出来

不同肤质，不同护理

每个人的皮肤状态也有所差异，同时，皮肤的性质也并不是一成不变的，它随皮脂分泌、年龄、季节、食物和体内激素分泌等因素而改变。

要想保护好自己的皮肤，就得先搞清自己皮肤属于哪一种类型，然后根据各种类型皮肤的特点，来选择适合自己护肤方式。

健康理想的中性皮肤皮肤

中性皮肤是健康理想的皮肤，皮脂腺、汗腺的分泌量适中，皮肤既不干燥也不油腻，红润细腻而富有弹性，对外界刺激不敏感，没有皮肤瑕疵，皮肤PH值多5～5.6。

中性肤质的保养是最轻松的了，中性皮肤是一种比较理想的皮肤，其表面光滑细腻，既不干燥，也不油腻，汗腺、皮脂腺排泄通畅，对外界风吹日晒等刺激有一定的耐受性。

然而，天生好皮肤，后天不好好保养的话，中性皮肤也会变成偏干或偏油的肌肤。

下面各题，你的答案若超过四个是，便是属于中性皮肤：

1	你洗完脸后,皮肤不觉得干涩、紧绷
2	你皮肤的纹理，看起来细致，有柔嫩感
3	你常长青春痘、粉刺
4	你的皮肤在夏天并不会严重出油
5	照镜子时,你要看得很仔细,才看得到毛孔
6	你的皮肤几乎不会过敏

保养重点

中性皮肤的护养要注意的是随着气候、环境的变化来适当选择护肤品。通常，在夏季应选择乳液型护肤霜，以保证皮肤的清爽光洁，秋冬季节可选用油性稍大的膏剂，来防止皮肤的干燥粗糙。

洁　面

中性皮肤选择洁面产品的范围比较大，水凝胶、固态或者液态的洁肤乳都可以。不过以亲水性的洁肤乳洗脸为最好，并用手以画圆圈的动作涂抹于脸上，一定要冲洗干净。因为皮肤上的残污会影响保养品渗透入角质层的。

润　肤

早上在净面后可用收敛性化妆水收紧皮肤，涂上营养霜，再将粉底霜均匀地搽在脸上；晚上净面后，用霜或乳液润泽皮肤，使之柔软有弹性，并且可以使用营养化妆水，以保持皮肤处于一种不松不紧的状态。最好用棉片沾湿润肤水，轻轻地擦净皮肤。润肤水的目的在于除去剩余的洁肤乳残渣、润泽以及平衡皮肤的酸碱值。

中性皮肤可以使用含有5%～10%的乙醇成分的润肤水。

自制面膜

选择中性皮肤的面膜敷面15～20分钟，每周1次。常用的敷面方法：将一个蛋清搅打至发泡，涂在脸上20分钟，用温水洗净后再用冷水洗。

把一大汤匙微温的蜂蜜同一小茶匙柠檬汁混合，搅匀后涂在脸上，保留30分钟或更久一些。

把一汤匙蜂蜜和一汤匙酸乳酪混合拌匀，涂在弄湿的脸上，保留15分钟，然后用温水洗净。

注意饮食

中性皮肤在饮食上要注意补充必需的维生素和蛋白质，多食水果、蔬菜、豆制品和奶制品，并注意保持心情舒畅，精神愉快，避免过多地使用化妆品，适量地做一些户外运动，使得皮肤更加健康、自然，充满青春活力。

娇嫩敏感的干性皮肤

干性皮肤最明显的特征是：皮脂分泌少，皮肤干燥，缺少光泽，并容易产生皱纹。干性皮肤比较“娇嫩”、“敏感”，容易受到外界物理性、化学性因素和紫外线与粉尘等影响，发生过敏反应。

保养重点

干性皮肤，　由于皮肤缺少水分及油分，因而皮肤缺少光泽，手感粗糙。

这种皮肤在寒风烈日、空气干燥的环境和持续在空调环境工作情况下，皮肤缺水的情况会更加严重。如长期不加以护理会产生皱纹，所以干性皮肤必须通过适当的皮肤护理促使其恢复正常生理功能，以防未老先衰。但是，干性皮肤，外观上显得比较细腻，毛孔不明显，无油腻感，故给人以清洁、美观的感觉。

洁　面

在选用洁肤品时，宜用不含碱性物质的膏霜型洁肤品，每天只用洁面乳洗一次脸。由于干性皮肤特别缺水及容易因干燥而脱皮，因此可选用些含蜜糖、牛奶和维生素E等成分的洁面剂。但洁面剂不宜多用，每天一次就好，早上起床只用温水洗脸便可。

润　肤

早晨，宜用冷霜或乳液滋润皮肤，再用收敛性化妆水调整皮肤，涂足量营养霜。晚上，要用足量的乳液、营养性化妆水、营养霜。

涂日、晚霜要趁皮肤湿润时。

趁皮肤仍湿润时，可涂上具补湿及高滋润性的乳霜，以锁住肌肤中的水分及增加光泽感，如果等到脸上已完全干透才涂，就不会有很好的效果了。

如果皮肤非常敏感干燥，在涂晚霜之前，最好抹上具高度滋养效果的活细胞精华素或玫瑰精油，它能防止肌肤老化、抗皱纹、深层滋养、再生，非常适合干性肤质。可用蒸汽蒸面以加快面部血液循环，补充必需的水分和油分，具体方法如下：在做蒸汽蒸面之前，先在面部敷上一些营养霜，然后用电热杯或脸盆，加水，并加入适量的甘油等护肤品，待蒸汽上升时，将面部置于蒸汽上方熏蒸，以面部潮红为度，每次5～10分钟，一般每周可进行1～2次。坚持每天按摩1～2次面部，每次5分钟左右，可以促进血液循环，改善皮肤的生理功能。

自制面膜

敷水分面膜：秋冬肌肤水分容易流失，日霜、晚霜未必能深层滋润，所以每星期别忘了最少做一次补湿面膜以滋养肌肤。很多护肤品均以橄榄油作为主要成分，滋润防皱功能一流，更是干性肌肤的保养妙丹。可选用干性皮肤的面膜敷面，一般情况下，敷面25～30分钟即可。常用的适用于干性皮肤的涂剂有：鲜鸡蛋黄1个，面粉2茶匙，橄榄油2～3滴，蜂蜜1茶匙，调和成浓浆敷脸，可令皮肤组织回复天然光泽。把整根香蕉捣成糊状，在脸上厚厚地涂上一层，干燥10分钟后再用温水洗净。用鲜牛奶或奶粉调成的奶在脸上涂一层，15分钟后洗去。把橄榄油加热至37℃左右，然后把一块纱布浸在油中，覆在脸上，只露出眼睛和嘴巴，10分钟后揭去，然后照正常程序洗脸，这种方法适用于皮肤特别干燥的人使用，对防止皮肤衰老有所帮助。

注意饮食

干性皮肤的人在饮食中要注意选择一些脂肪、维生素含量高的食物，如牛奶、鸡蛋、猪肝、黄油及新鲜水果等。

有得有失的油性皮肤

拥有油性肌肤最大的好处是皱纹少，不易敏感，最恼人的是刚洗完脸，不一会儿鼻尖就会油光可鉴，总感觉油腻腻的，而且出油越多的脸，越有可能干燥缺水，如果不用心护理，一不留神就能成为糟糕透顶的油性敏感干燥缺水型肌肤！

保养重点

油性皮肤皮脂排泄旺盛，脸部油腻光亮、粗糙，有些像橘子皮。特别是在T型区的额头、鼻子和下巴，油脂分泌更多，极易发生痤疮、粉刺等。油性皮肤不易起皱纹，对外界刺激耐受力较强，用纸巾测验试法呈透明状。所以油性皮肤保养重点是保持皮肤清洁，调节皮脂分泌。

洁　面

油性洗脸次数可以增加，但不要过于频繁，每天早晚各一次已足够了。选择去除油性污垢能力强的清洁霜卸妆，然后用中性或稍偏碱性的香皂热水洗涤。一般每天洗脸3次，洁面水温可偏高，以40℃左右为宜。

用洁面力度强的香皂或青瓜洗面奶，去掉附着在毛孔中的污物，用洗面海绵反复擦洗洁净。用温水洗后，最好再用冷水洗一遍，使面部血管收缩，减少皮脂的分泌。洗脸后也可用热毛巾反复湿敷面部，使毛孔打开，从而有效去除油污。

就算面部的其他部位都显得油汪汪，但眼部还是同别的人一样，是细薄而脆弱的。将蘸上非油性卸妆乳的化妆棉片按在眼部几秒钟，让它吸收，清洁眼妆，然后轻轻拂去眼部周围的睫毛膏、眼影等化妆品的残留物。

润　肤

白天日间保养侧重于“保湿”的护理上。可以选用亲水性的乳液。晚上油性皮肤可以选择较清爽的晚间护理品，如含有植物成分的亲水性产品。年龄30岁以上的女性，即使是油性皮肤，也要注意营养的补充，因为油性皮肤仅仅是“油脂”的分泌比较多，但并不表示就不需要除了油脂以外其他的营养成分。所以，要选用含有保湿补水成分的夜间营养护理产品。

许多人误以为油性肌肤不需要涂润肤露，以免“油上加油”，其实不然。润肤露除滋润肌肤外，还可增强肌肤对阳光、尘埃等的抵御能力，最重要的是选用不含油分的、保湿类的润肤露。

自制面膜

可选用适用于油性皮肤的面膜进行敷面，每周1～2次。常用的方法有：在搅碎的蛋黄里加一点小苏打，滴入2滴柠檬汁，拌匀后涂在脸上，15分钟后洗去。将牛奶和麦片粥和匀，调成糊状，涂在面上。10～15分钟后用温水洗去，再往脸上洒些凉水。把酿酒用的干酵母捣碎或用两满匙酵母粉，加一满匙酸乳酪，调匀后在脸上和颈部涂上薄层，干燥20分钟后洗去。深层洁肤面膜与水分面膜交替用。深层清洁面膜常常有去污及控油作用，最好隔天再敷纯水分面膜补充水分。

第八章

产后心理健康考验

EXUEZUOYUEZIYIBENTONG

第1节 新妈妈的新考验：产后抑郁

产后抑郁的自测

一些工作的新妈妈生完宝宝后会患上产后抑郁症。如果新妈妈心情沉重抑郁，对任何事都缺乏兴趣，请从以下8个方面做自测：

	问题
1	心烦气躁，坐立难安
2	食欲缺乏，日渐消瘦
3	容易感伤落泪或时常放声大哭
4	缺乏自信，觉得自己是个没用的人
5	犹豫不决，即使是小事都无法下决断
6	时常感到疲惫不堪，做任何事都提不起精神
7	晚上睡不着，即使没有特别的事情，也会一大早就醒来
8	对将来不抱任何希望，经常因绝望而感到痛不欲生

很多妈妈都经历过产后的情绪波动，只是程度不同。以2周左右的情绪作为参考，如果符合以上5项，请尽早看医生。

产后抑郁有哪些表现

产后抑郁是指女性在产后3～4天内，出现流泪、不安、伤感、心情抑郁、集中力低下、健忘等症状。一般具有暂时性，大多都会在1～2天内恢复。

虽然程度或症状有差别，但经历过产后抑郁症的女性非常多。有的症状很轻微，甚至未察觉到就在短时间内结束了，据统计可占新妈妈的80%。

对大多数人来说产后抑郁症只是一时的症状，不必治疗。但其中也有再次发作的，可能持续1～2年。

抑郁这种症状开始于产后第一周（1～4天），尽管这个经历不愉快，这种症状通常在没有治疗的情况下两周内就会减缓。产后抑郁——这是比产后郁闷更严重的症状，在10个新妈妈中大约有一个受其影响。症状是心情恶劣，疲倦，伴有头痛和全身疼痛。生活中的一些很平常的事都会越来越觉得受不了，悲伤流泪，无心打扮，不思饮食，甚至连宝宝也不想照顾。

导致产后抑郁的原因

一般人可能会认为导致产后抑郁症的原因是心理素质较差，加上长时间对妊娠、分娩、育儿的不安，积累成精神压力。另外，妊娠、分娩引起内分泌急剧变化，以及分娩带来的不安和体力消耗，使身心暂时无法承受。下面是一些具体的分析：

内分泌变化的影响

妊娠后期，孕妈妈体内雌激素黄体酮、皮质激素、甲状腺素也不同程度增高，孕妈妈会产生幸福愉悦的感觉，但是宝宝出生后，这些激素迅速下降，造成体内内分泌发生变化，从而产生抑郁症状。

孕妈妈或宝宝生病

研究表明，疾病导致的极度紧张也会诱发抑郁症。早产、产褥期的疾病或并发症给新妈妈带来极大压力，容易诱发产后抑郁。她们一方面担心早产宝宝今后的健康问题，另一方面自己心理上也没有完全做好做妈妈的准备。年轻母亲的情绪充满着沮丧和焦虑，她们睡眠很差，清晨又感到疲乏无力。宝宝成了她们牵肠挂肚无尽头的根源，哪怕是宝宝极轻微的不适都会引起她们最严重的恐惧。她们感到不能胜任母亲这一角色，缺乏安全感，指责自己的种种不是，经常失去控制而哭泣不止。她们常常滋生消极情绪，这反过来又加剧了自己的内疚感。

家人的压力

怀孕和分娩不仅给女性带来显著的生理性变化，也给她们带来心理上的变化。丈夫或其他亲属对宝宝的性别不满意，以及丈夫的不良表现都容易给新妈妈的情绪带来压力和委屈。

睡眠不佳

很多妈妈无论白天、晚上都是自己带宝宝，容易产生委屈、烦躁、易怒的情绪，甚至还会在繁忙的夜晚和寂寞的清晨，产生对丈夫和无辜宝宝的怨恨。

有医学专家表示，在宝宝出生后第一年，有些女性出现的抑郁症状，可能只是缺乏睡眠而已。当宝宝形成规律睡眠后，这些母亲的抑郁症状明显缓解了。

产后抑郁的自我调节法

对产后抑郁，新妈妈还可以通过自我调节来克服。了解一些心理学知识，及时调整和改善自己的情绪。

放松充电法

适当调节变动生活内容，不要时刻关注宝宝而忽略了自己，将宝宝暂时交给其他人照料，给自己放个短假，也能达到放松自己的精神和充电的作用。避免心理、情绪透支。

角色交替法

别忘了虽然已为人母，但仍是丈夫的娇妻、父母的爱女，谁也不可能只做24小时全职妈妈，所以要给自己换个角色，享受娇妻爱女的权力。

倾诉宣泄法

找好友或亲人交流，尽诉心事，大哭一场也无妨，尽情宣泄郁闷的情绪。

自我鼓励法

自我欣赏，多看自己的优点，多看事物的好处，多想事情可能成功的一面。

焦点转移法

如果产后的确面临严重的不愉快的生活事件，甚至问题棘手难以解决，不要让精力总是陷于不良事件上。越想不愉快的事心情就会越不好，心情越不好越容易钻牛角尖，心情就会越发低落，陷入情感恶性循环的怪圈中。所以要适当转移自己的注意力，将注意力转移到一些愉快的事情上，关注自己的喜好，不仅思维上转移，还可以身体力行参与力所能及的愉快活动。

自我实现法

生儿育女只是女性自我实现的一种方式，但绝不是唯一的方式，所以不要忘了还有其他自我实现的潜力和需要。也许趁着休产假的时间还能关注一下自己擅长的事业，等产假结束会有改头换面的新形象出现。

食物治疗法

孕妈妈在“月子”里通常都会吃大量补品，有时候家里人也会嘱咐你多吃、大吃。

殊不知这些食物很容易令人心烦气躁，失眠焦虑，严重的还会出现“上火”的迹象。所以，要多搭配吃一些清淡食物，多吃新鲜的蔬菜水果，多喝温开水，自内而外地调整身心状态。

行为调整法

鉴于女性分娩后不适于做剧烈的运动，但一些适当放松活动是非常必要的，例如深呼吸、散步、打坐、冥想平静的画面、听舒缓优美的音乐等。

第2节 新妈妈要调试好心态

放松你的身体

产后的生活给新妈妈的精神带来了不少的压力。下面几种放松法可以帮助你减轻精神压力，使自己身心放松。

任何安静的活动，像读书或将时间花在爱好上，都会在一定程度上帮人们放松自己。但要想进入对减轻压力更有帮助的深层次放松状态可以试试下面的一些方法。

打盹儿

学会在一切场合，如家中、办公室、走廊、汽车里打盹儿，只需10分钟就会使你精神振奋。专家研究证实，白天有打盹儿习惯的人，晚上更容易入睡，睡眠质量也高，很少做噩梦。这说明打盹儿是解除疲劳、恢复体力、提高精力的一种特殊休息方式。“闭目养神也是药”这句话说明打盹儿对身体有一定的调节作用，闭目养神时要注意做到放松、入静、顺其自然，这样能使全身经络疏通、气血流畅。

按 摩

如果人们情绪过激，可以考虑按摩治疗这种减轻压力的好方法。按摩会通过下面的方式对有害的心理压力作出巨大的改变：

方 式	
1	降低心跳和血压
2	促进循环
3	提高皮肤的温度
4	加强健康的感觉
5	减轻焦虑情绪

当头感到紧张不舒服的时候，你可以试着顺着你的头发往下轻抚，就像抚摸家里宠物一般，轻轻柔柔地由上往下，以手的力量按摩。在按摩时，紧张的肌肉会放松，而且由于紧张感而带来的疼痛也会消失。当血液循环加快时，肌肉便会得到更多的氧气和营养。

听音乐

科学家发现，听音乐可以减少压力，减缓心跳，并能降低血压。为了获得最大的益处，最好选择轻音乐，慢节奏的音乐要比快节奏的音乐更轻柔；弦乐器比管乐器更轻柔；演奏比演唱更好一些。要想获得音乐最大的帮助，首先选择适合你情绪的音乐。逐渐改变音乐来反映你想要的情绪，许多现代唱片都有轻柔、舒缓的调子。也可以选一些背景音乐，如夏季风雨声和海啸的声音。

最享受的放松

食　物	
低脂牛奶	牛奶富含钙，研究发现，有经前综合征的女性在吃了1000毫克的钙片后，3/4的人在不同程度上解除了紧张、暴躁或焦虑
全谷类食品	含有丰富纤维质及B族维生素，除了改善胃肠道问题，还能避免身体产生疲倦感。如全麦面包、糙米、综合谷片等，都是不错的全谷类食品
菠　萝	除了含有丰富的B族维生素、维生素C，可消除疲劳、释放压力之外，菠萝中还含有酵素成分，能够帮助蛋白质消化分解，减轻肠胃道负担
薄　荷	草本植物中的薄荷，散发出来的清凉感可以直窜鼻腔，让人精神一振，具有消除疲劳、安抚焦躁、让情绪缓和下来的效果
茉　莉	茉莉有清新怡人的香味，泡成花草茶饮用，可以使精神安定、提神、缓和紧张情绪、安抚焦虑心情，并有消除疲劳效果

全身放松

当人心里感到紧张时，很自然地会握拳或身体显得很僵硬，越是这样，心里的紧张感就越大。此时，如想解除紧张情绪，使心情放松，必须首先使身体松弛下来，也就是利用身体的状态来改变精神的状态。舒适地坐在一个安静的地方，双目紧闭，放松肌肉，默默地进行一呼一吸，以深呼吸为主。一些无意识的机械动作，有助于缓和我们内心的紧张。

也许你会抱怨没有时间来照顾一下自己的身体，忙里偷闲放松一下你的身体吧！利用宝宝睡觉的时间在阳台上伸伸腰或做几节操，让身体尽可能地伸展。如果你学过瑜伽，那么你可以从深呼吸开始，选择几个简易的动作让自己的身体放松、再放松，十几分钟后，你的身体将变得柔软而又轻盈。

应广交朋友

如果你是女人，而你感到压力，就去找朋友倾诉吧。相对于男人来说有更独特的对付压力的办法，不是逃避，不是忍耐，也无须猛练身体，靠出汗排解。她们有自己的方法，那就是互相依赖。有亲密关系的人，能和人讨论深刻感受的人，通常较能应付压力，不会被危机击倒，能振作起来，面对挑战。

女人的友谊是很特殊的，不是生死与共，也不是两肋插刀，而是无话不谈。她们可以互相倾诉烦恼，也可以交流经验。涉及的话题大到工作学习，小到给丈夫选什么样的内衣，为宝宝做什么样的晚饭。她们依靠朋友之间的交流来排解自己的无聊、郁闷或者是伤心、忧虑。而朋友就像是引线的针，她们可以依靠彼此的交流填补内心的空虚，可以相互慰藉，相互依靠，依靠彼此的对比提醒自己找到想要的生活。

最近的一项研究表明，女人在向朋友倾诉的时候，体内会分泌出5倍于平时的抗压力的激素，保证情绪和身体都不会失控。这也是为什么女人通常要比男人快乐和长寿的秘诀。

把情绪转向欢乐

当心情不快、痛苦不堪时，可以漫步在林荫小道上，或者到视野开阔的海边散步，还可以作一次短期旅游，把自己置身于自然美景中，青山绿水会使你产生豁达明朗的心境，忧愁烦恼会随之消散。总之，根据自己的兴趣和爱好，分别采取自己喜爱的活动，短期旅游、爬山远眺、呼吸新鲜空气等活动都能够开阔视野、增加精神活力。忙里偷闲听听音乐、跳跳舞、唱唱歌、聊天逛街，也是消除疲劳、让紧张的神经得到松弛的有效方法和精神良药。

紧张或者沮丧时，可借助一些方式排遣，如和丈夫一起出去吃晚餐或看电影，和好朋友一起吃饭、聊天；不要勉强自己做不愿做的事；心情不好时，强迫自己想一些高兴的事情；不要对自己要求过高，降低期望值；把自己的担心说出来，让别人帮助化解；与其他新妈妈在一起，聊聊带宝宝的感受；装扮一下自己，让自己美丽一些；去做形体锻炼，及早复原曼妙身材；经常放松自己，如睡上一小会儿或读书、洗澡、听音乐、看影碟或精美杂志。

面对压力，转移是一种最好的办法。压力太重“背”不动了，就放下来不去想它，把注意力转到让你轻松快乐的事情上来。等心态调整平和以后，已经坚强起来的你，还会害怕你面前的压力吗？

第3节 宝宝来了，爱情没了吗

你的身份发生了变化

初为人母就意味着你成了一个必须对你的宝宝负责的人。他的吃喝拉撒、快活恼怒、疾病玩耍，大到生长发育，小到尿布奶瓶，这些事情你都得操劳操心，而且你还得对他和颜悦色、尽心尽力。

女人经过漫长的生育过程，她的生理和心理都会发生很大的变化。一方面，体内雌激素和孕激素由一个很高的水平突然降低到正常水平，这种激素水平的急速降低就会导致女性抑郁情绪的产生。

另一方面，初为人母的女性在妻子和女儿的角色之上又多了一个母亲的身份，必然又会出现很多新的问题。自宝宝呱呱落地开始，初为人母的你便要展开一段新的人生旅程。

找时间和丈夫约会

夫妻单独相处的时间是非常重要的，如果你一有了宝宝就不再重视夫妻关系了，那么当宝宝长大以后，你就会发现你和你的丈夫已经非常疏远了。

产后的婚姻关系，时常面临挑战，多了一个小宝宝的加入，常常会让丈夫受到冷落，要如何维持良好的婚姻关系，是一门值得好好探讨的学问。

养育、照料一个宝宝，是一件又琐碎又累人的事，你常常会顾了这头顾不了那头。婚姻的伴侣关系，会在宝宝出生后明显受到影响，宝宝出生后，夫妻独处的时光大约会剩下宝宝出生前的1/3。独处时间减少，也容易让夫妻之间的感情出现疏离。

隔三岔五安排一个时间给你和你的丈夫，一起外出，吃饭聊天、逛街购物、散步跳舞。如果可能的话，雇一个保姆或者小时工，每周让你自己有一个晚上空闲出来作为你们两个人的约会日。你们可以谈谈宝宝，也可以聊其他的事情。只要互相关注对方，并且成为习惯，会对婚姻很有帮助。这不光可以增进夫妻感情，让你的丈夫更爱你，更关心你，还能让你自己有个好心情。这和照料喂哺一样，对你的宝宝很重要。

第4节 重返职场，你准备好了吗

新妈妈工作法规

根据《国务院关于女职工劳动保护规定》以及我国劳动法的有关规定，法律对女职工有特殊的保护，例如女职工在怀孕、产期、哺乳期不得降低基本工资和解除劳动合同。不得安排女职工从事诸如矿山、井下作业等国家规定的第四级强体力劳动和女工禁忌的工种。女职工在哺乳期内，所在单位不得安排其从事国家规定的第三级体力劳动强度的劳动和哺乳期禁忌从事的劳动，不得延长其劳动时间，一般不得安排其从事夜班劳动。

女职工有未满周岁的婴儿，用工单位应保障女工每天有两次哺乳时间，每次不得少于30分钟。哺乳时间(包括为哺乳而需要的往返路程时间)应算作工作时间。女工在劳动时间内的产前检查应算作劳动时间。

女工的产假为90天，其中产前休假25天。难产增加产假15天。多胞胎者，每多生1个婴儿增加15天产假。

新妈妈职场智慧经

新妈妈重返职场，需要用智慧重新定位自己。要承认自己的变化，无论是在职场还是家庭生活中，自己不可能和以前一样得心应手。的确，对很多妈妈来说，重返职场，自己的身份发生了变化，需要重新调整和适应。那么怎么摆脱一些“不良状态”，迅速变得游刃有余呢?

养成自信的习惯

虽然你休息了不短的时间，可能会比同事做事慢一些，甚至一切要从头开始，也可能被安排到自己从不熟悉的部门，你一定不要失落、自卑，要知道这一次的开始比你刚进入社会时要从容得多，你不仅有工作经验，你还获得了不是每个女人都有的生活阅历，那是你丰厚的心灵积累。

宽容对待岗位变化

这是新妈妈们重回职场时首先要学会的功课。除了客观因素，社会普遍认为刚生完宝宝的女性全部心思都在宝宝上，一般也不敢委以重任，这当然会让新妈妈感到失落。但不妨换一种角度来思考问题，视人事变动为正常现象，放下架子，把自己当做新人，相信只要是金子总会发光的。这样更有利于学习，尽快适应新环境。

避免婆婆妈妈

最好不在工作场合大谈特谈自己宝宝的趣事，以免影响自己的职业形象。可在工作休息时给同事们做个小介绍就可以了。这样不会给人留下婆婆妈妈的印象。

建立稳固的“后防”

如果父母或公婆愿意帮忙照看宝宝，那是最好不过了；如果不能，最好选择生育过的、有带宝宝经验的保姆，同时不妨与丈夫商量，让他帮你分担家务。经常与他们沟通，宝宝来了，不是妈妈一个人的事，而是夫妻双方乃至全家的事。妈妈没有必要把困难的压力都留给自己。

做实际的事情

女性往往把过多的精力放在与自己的思想斗争上，只能于事无补。比如出去上班，宝宝确实没人照顾，不得不做全职妈妈，家庭的经济收入就有可能降低，这时候，别总是愁眉苦脸，而应该适当调整消费。想的少一些，做的多一些，生活就会轻松许多。

保持工作激情

休产假期间，新妈妈很难随时更新专业知识，工作思维和方式停留在以前，加上对外界的关注相对减少，与社会的差距就越大。此时，及时充电就显得非常重要，只有以积极的心态面对工作才能改变现状。

协调办公室人际关系

年轻妈妈在职场上一样会碰到各式人际关系。比如青春亮丽的女生，比你大不了多少的老练的上司，你该如何在他们的周围取得一个游刃有余的工作氛围呢。你也许会因为宝宝而提前回家，那你一定要提前把工作做好，甚至你可以提前到办公室做好一天的准备。

不要在办公室大谈做妈妈的艰辛，人们不会因为你是妈妈而忽略同你竞争。不要因为宝宝的问题常常向上司请假，那样你很容易陷入被动状态。你应该培养幽默、轻松的性格，让同事觉得你是他们中很正常，令人愉快的一分子。。

保证效率

一旦正式上班，生活应予结构化，善用行事历、记事本提醒自己，以确保每天该做的都能完成，不会有遗漏发生。不要在办公桌上或工作电脑里存放太多容易分散精力的东西；规定自己1个小时内可起来活动一下，其余时间眼睛只盯着工作。上班时专心工作，因为你想宝宝也没有用，只会使工作更加糟糕。下班时全心做好妈妈，可以尽情享受生活了。另外，如果因为宝宝生病要去医院，一定要向公司请假，遵守公司的规定。

第九章

产后性生活

EXUEZUOYUEZIYIBENTONG

第1节 产后的第一次亲密接触

性生活何时能恢复

新妈妈在分娩过程中，生殖器官大多都有或轻或重的损伤，加之产后要排恶露，因而更需较长的时间恢复。一般来说，产后4～6周内应该禁止性交。

但有的妈妈以为，生完孩子后只要恶露干净了，就可以开始性生活。殊不知，提早进行性生活，会对身体的康复非常不利。

经过漫长的怀胎十月，孕妈妈把大部分的爱和注意焦点都放在孩子身上，一旁的准爸爸可是会闷闷不乐而吃醋！而分娩完后，两人忙着当新手父母，可能又会忽略彼此的需求，在许久没有亲密接触后，不仅觉得有点尴尬，也不知道什么时候，才是性爱的最佳时刻？

怀有一个爱的结晶在大多数的夫妻来说是使人兴奋的，但它同时也常带来困扰，特别是使爱的结晶得以产生的性生活更是大受影响，据统计绝大部分的夫妇在妊娠期间多半会把性行为的次数减少甚至于禁欲，虽然这样的行为模式不一定必要且不正确但却是可以谅解的，而真正使人难以忍受的是，经过辛辛苦苦的等待好不容易挨过妊娠期却又到了产褥期，这段时间就算想也不行，比起上一段期间是可以，但是却要忍耐，那可就更难熬了。

需要等待这么一段时间的理由是：女性生殖器官大约需要8周左右才能恢复正常，分娩时撑大的阴道黏膜变得很薄，容易受损伤，需要一段时间才能恢复。在此之前，性生活是绝对要禁止的。此时，子宫内膜上还留有胎盘剥离后形成的创面，子宫颈口是开着的，会阴和阴道的伤口尚未愈合，性生活可能会将细菌带入产道，细菌就会通过子宫口侵入子宫，再经没有修复好的胎盘附着面侵入母体，容易引起生殖道炎症，如子宫内膜炎、子宫肌炎、急性盆腔结缔组织炎、急性输卵管炎及败血症等。

如不能及时治疗，还会危及生命或因治疗不彻底会遗留成慢性炎症，出现下腹、盆腔疼痛不适，久治不愈。所以，只有在产后6～8周以后，经过产后健康检查，医生确定女性生殖系统完全恢复正常后，才能恢复夫妻性生活。

剖宫产的新妈妈则需要更长的时间来进行恢复。

一般需在产后3个月再开始房事。

当然，在生殖系统及伤口完全恢复后，是否马上恢复性生活，也需要根据自己的体力情况而定。如果新妈妈因阴道干燥而疼痛，或因有过伤口缝合而不舒服，阴道润滑剂可以提供帮助。

目前各大医院都会安排新妈妈在产后6周后，回医院复诊。医师们通常会检示伤口是否愈合、缝线有没有完全吸收、子宫是否恢复到常态，以及排卵周期是否已经开始了。如果医师告诉你复原很好，新妈妈们应该可以拾回信心；有些新妈妈在产后6周以后，会阴部仍然觉得硬硬胀胀的，可在洗澡时以温热水冲洗、按摩会阴部，可以促进伤口愈合及伤口结疤的软化，行房时也不怕引起疼痛。

此外，还要注意精神状况是否良好，对性生活有无排斥心理。因为女性经历了分娩、育儿的压力，更要忍受分娩过后会阴疼痛、情绪低落及极度的困倦，喂哺母乳造成的睡眠不足等产后症状，加上生活环境上的变化，至少需要一两个月心理上才能慢慢调整好。

产后性生活仍需小心翼翼

和谐的性生活可以使夫妻之间彼此恩爱、信任，让人愉快，是夫妻关系的润滑剂。产后女性做爱还能使血液中的催产素含量增高，有助于子宫收缩和乳汁的分泌。因此，正常的性生活能促进新妈妈的身心健康。

不少新妈妈在产后经过一段时间的调养，会阴伤口是早已愈合，但在首次性生活时，还会出现伤口裂开，出血。

本来好端端的片刻欢愉，一下子变成了无言的痛楚。这是为什么呢?

会阴切口的伤口一般需7天才能愈合，并将缝线拆除。此时，会阴表面组织是已愈合，但是深部肌层、筋膜需6～8周才能得以修复。如果过早恢复性生活，可导致伤口裂开、出血。

当新妈妈患有贫血、营养不良或阴道会阴部发生炎症时，均可延迟会阴伤口的愈合。

除了会阴部表皮层用丝线缝合外，内层肌肉、皮下脂肪层均用羊肠线缝合。由于人体组织羊肠线的吸收有明显的个体差异加上羊肠线的质量、会阴部是否严格消毒等问题，也会影响人体组织的吸收。

当然，由于男方在妻子处于妊娠晚期、产褥期时禁欲时间较长，一旦恢复夫妻生活，往往动作激烈，这样也很容易引起会阴组织损伤、出血、裂开。

产后，子宫颈及阴道口分泌的润滑液比较少。因此，产后第一次“亲密接触”时，行事前丈夫最好先多一些浪漫温柔的“事前戏”，如耳语、亲吻及爱抚等。当妻子由于体态变化而感到心里不舒服或难堪时，丈夫更要多加安慰、鼓励，使新妈妈恢复自信，解除心理障碍。

行房时，一定要动作轻柔，不要急躁，须等润滑液分泌多一些才行。

性生活过程中，阴茎提插的幅度不能太大，频率不宜过快，动作不应过剧，尤其是首次性生活更应有所克制。倘若提插幅度大、阴茎插入过深，频率过快，就可引起阴道裂伤。

其中，阴道后穹隆的月牙状横向裂伤尤为多见。产后性生活引起的阴道裂伤的主要表现是性交后阴道活动性出血，血色较鲜红，有的女性可出现疼痛。

一旦发生性交后活动性出血，应及时就诊，以免引起出血过多。确诊后，将裂口缝合后一般都能愈合。第一次性生活后，如果发现阴道出血应去就诊，不可因难为情草草止血了事，延误治疗。

产后第一次加点润滑剂

在妊娠和产后的一段时间里，夫妻间的性生活被迫停止了。等到妻子生完孩子，坐完月子，会阴的伤口愈合了，丈夫们开始蠢蠢欲动起来。

本想久违的性生活终于可以解禁了，可是，没想到有时妻子会因为产后第一次性生活出现剧烈疼痛，而不得不终止性生活。

女性在产后的哺乳期，雌激素水平低下，阴道壁薄，弹性差，分泌物少，就容易出现干涩；加之分娩时会阴侧切伤口尚未完全愈合，如果第一次性生活比较猛烈，就会对阴道造成损伤，有的甚至还会造成伤口裂开，甚至大出血。还有的女性会因为产后的“第一次”出现剧烈疼痛，从此产生恐惧心理，

对以后的性生活产生莫名其妙的排斥，导致女性的性冷淡。

如果出现这种情况，丈夫一定不能强行进行。要配合好妻子，在房事上，动作要轻柔缓和，节奏要放慢一些，准备时间比以往更长一些，必要时加点润滑剂来辅助性生活的进行。

传统的凡士林油属于石油制品，它通常涂抹在女性阴蒂或者男性阴茎表面，可持久不干涩。可是这类油会弄脏床单，比较油腻，还不能与避孕套一起使用。

油性润滑剂由天然产物制成。和石油润滑剂一样，油性润滑剂也能溶解乳胶，容易在衣物上留下颜色，以及不容易清洗。

油性润滑剂可用于阴道性交，肛交和手淫。油性润滑剂在药房广泛销售，很方便购买使用。

在美国最畅销的是水溶性润滑剂，如KY胶。

这种水溶性润滑剂无化学活性，可以避免影响阴道正常菌群的生长，一般不会引起过敏反应。

涂抹的方式取决于个人喜好与体质，最常见的方法是涂抹于避孕套上，其次可以涂抹在女性外阴部位，如阴蒂上，还有的女性喜欢直接涂于阴道内。

通常水溶性润滑剂引起过敏的概率不大，可放心使用。

硅树脂润滑剂，主要成分为硅树脂，防水。

第2节 新妈妈性生活问题大解析

产后缘何性冷淡

有些新妈妈在生育后出现性冷淡，表现为性欲降低、性感不足。医学上称为产后性冷淡。引起产后性冷淡的原因有哪些呢？性冷淡叫性淡漠，是指性欲缺乏，通俗地讲即对性生活无兴趣，也有说是性欲减退。性冷淡出现在性生活开始的叫原发性性冷淡，而出现在经过一段性生活时期之后的叫后发性性冷淡。产后一些新妈妈对性生活似乎怎么也提不起兴趣，这是怎么回事呢？

过早开始性生活

女性生育后，因怀孕、分娩所引起的全身及生殖系统的变化，对性欲望会产生一定的抑制作用，一般到产后2个月，各器官才能恢复正常，性欲才逐步地恢复如孕前状态。如果夫妻不了解这一点，产后过早地开始性生活，特别是有些丈夫在妻子不情愿的情况下，“我行我素”。这样不仅影响了妻子的身体康复，而且还会引起妻子对性生活的反感、厌恶，进而发展成性冷淡。

缺少性幻想

许多夫妻在生活之中，渐渐失去了性趣，其中部分原因在于他们缺乏性幻想。很多成年人都发生过性幻想，他们在性幻想中出现的情景和性对象，一般能反映幻想者内心的真实性需求，并且性幻想往往千奇百怪。由于它不受时间、空间限制和不为外人知晓，它的内容极其丰富，适当的性幻想能增加幻想人的性兴奋感，帮助性冷淡的人培养做爱的兴趣、促进性生活质量。

滥用药物

抗组织胺药如奋乃静、阿米替林等（此类药物，可一时减轻焦虑而增强性功能），因其具有较强的镇静作用，往往伴着降低性反应和性欲望，同时药物所致肌肉松弛，又抑制了性高潮反应的能力。抗抑郁药氯丙嗪，可致阴道组织充血不足，性唤起发生困难，性高潮受阻碍甚至或消失，这些不可避免的不良反应虽停药后可消失，但病情往往不允许停药。

临床常用的降压药，如螺内酯、可乐定、利舍平、普萘洛尔等，可使女性性兴奋受到抑制；抗胆碱类药，如普鲁苯辛等，它抑制副交感神经，影响阴道充分润滑、性兴奋，发生性障碍；而临床常用的阿托品，也能抑制女性性高潮的出现。

生殖系统疾病

有的女性因分娩时外阴、阴道撕裂留下疤痕，使外阴部的性敏感性降低或阴道狭小性生活时引起疼痛；有的因产后并发了子宫内膜异位症或慢性盆腔炎出现性生活不适；也有的女性因患有滴虫性、真菌性阴道炎，白带增多、外阴瘙痒、烧灼疼痛等，都会不同程度地使得性欲受到压抑。

过度劳累

和谐美满的性生活，需要建立在身体健康、精力充沛的基础上。女性生育后，常把精力倾注在孩子身上，而对性本身兴趣不高。

如果此时丈夫对孩子和家务事袖手旁观，不体谅、不关心、不帮忙，任妻子一个人忙忙碌碌，而自己只有上床后才精神抖擞，这样做当然就无法使妻子积极地投入到性生活中来。

避孕措施不当

有些女性产后未采取有效的避孕措施。过性生活时，因害怕怀孕总是提心吊胆；另外，有的夫妻采取中断性交的方法避孕，每次都在“性”趣正浓、妻子接近性高潮时中断性交，久而久之就有可能导致性冷淡。

生活过于程式化

现实夫妻的爱情生活并非电影里的花前月下，尤其是婚后多年的夫妻，他们由于繁忙的工作等诸多因素，生活已渐渐形成一种程序化。同时，对于性生活也只是“例行公务”而已。

身体疾病

身体虚弱、过度劳累、慢性疾病以内分泌功能变化，尤其是睾丸分泌睾酮不足，都要引起性欲降低。此外，肝硬化、充血性心衰、垂体机体减退、甲状腺机能减退，另外更年期、慢性肾衰竭等疾病，某些药物如：抗组织胺药，氯贝丁酯、可乐定、普萘洛尔、利血平等都产生性冷淡。

对自己缺乏信心

产后的第一次，那感觉就像是新婚，原先彼此已经熟悉的身体一下子又变得陌生了。因为分娩，我们的身体完全改变了，连自己都感觉有一些不可思议。会不会很痛？孩子会不会突然吵闹？他看见我的身体会不会觉得可怕？

对自己的形象没有信心，是产后女性拒绝性生活的重要因素之一。有时候不是她没有这个要求，而是她顾忌自己的身材体态，不想让丈夫看见自己变形的身材。很多妈妈会为产后肥胖的身材、下垂的胸部而苦恼，她们觉得这样的自己是与“曼妙”、“玲珑”画不上等号的，自然也与“性感”不相干，难以激发丈夫的“性”趣。

其实这种顾虑是大可不必的。在产后一周内、身体状况许可的情况下，开始做产后体操，同时，坚持母乳喂食也能消耗掉妊娠期积聚在体内的脂肪，这些都有助于体形的恢复。

产后妈妈的体形往往会比未孕时更丰满、更性感。妊娠纹随着色素的减少也会逐渐淡化。要知道，人的体态不可能一辈子不变，重要的是让自己保持正常的心态，多与丈夫进行感情的沟通和交流，这是保持夫妻感情的重要途径。许多女性还发现，生完第一个孩子之后，她们的性欲更加强烈，步入了一个全新的更懂得享受性生活的阶段。

疼痛让我退却

我们都知道第一次时的疼痛，那种痛让人在绝望中又兴奋不已。但产后的第一次所承受的疼痛大大超过了那一次，只不过因为经历过了产痛，我们对疼痛的忍耐值提高了。

会阴的伤口一般会在产后两个星期内愈合。有人担心性生活会使伤口撕裂，从而对性生活感到恐惧。这种担心实际上是不必要的。因为性生活不会使正常愈合的伤口再次裂开。如果因为害怕会阴伤口裂开，而情绪紧张，这反而会导致阴道口肌肉收缩。做个深呼吸，让全身放松，没什么可以害怕的。产后女性做爱能使血液中的催产素含量增高，有助于子宫收缩和乳汁的分泌。正常的性生活能促进新妈妈的身心恢复。

但是初为人父的爸爸却说：“我一碰老婆，就被踢下床。”其实，爸爸们也应体谅老婆，分娩时会阴水肿、会阴撕裂并缝合，因此在未痊愈前是非常疼的，可是产后多久才能“和好如初”呢？小林未生孩子前，与丈夫的性生活非常和谐、顺畅，这更增进了夫妻之间的感情。可自从生孩子时做了会阴侧切后，每次性生活后都使她觉得阴道口有些疼痛，以致害怕与丈夫过性生活。她不知道为什么会这样？阴道分娩的过程相当“痛苦”，一个足月的胎儿头围约有35厘米，新妈妈的阴道至少经历2个小时的挤压、硬撑才能将孩子生出来，因此新妈妈的阴部必然出现水肿、瘀血；再加上胎头娩出时的阴部撕裂伤、会阴切开伤及缝合，最少需要1个月的时间。

如果侧切伤口范围不是很大，也不是很深，又未发生感染，通常都能愈合很好。缝合阴道壁的肠线一般在产后10天左右脱落，形成的疤痕表面柔软，不会有明显不适感，也不会对性生活造成影响。但是，如果侧切伤口发生了感染，或新妈妈本身属于疤痕体质，就会使伤口愈合的时间延长或愈合不良。这种情况下，就会使女性在性生活后产生不适或疼痛感。

产后的第一次，丈夫一定要注意前戏，使妻子的恐惧心理慢慢放松。产后在开始性生活时，丈夫的动作应该轻柔、温和，不要太粗暴。如果她的确有不适感，千万不要心急，多适应几次她就不会害怕了。如果在性交过程中她的阴道过于干涩，你还可以推荐她使用水性阴道滑润剂，避免她的恐惧心理。

如果产后妈妈还是觉得疼痛可以忍耐一阵子，或找妇产科医师检查一下。伤口愈合是重要的，性交是暂时的，总有机会。待阴部恢复正常，就可以重新体会性爱的欢乐了。

阴道松弛

产后阴道松弛现象在新妈妈中并不少见。轻者会因为阴道宽松而失去对阴茎的“紧握”能力，使夫妇双方的性快感下降；重者由于阴道壁的支持组织失去了对膀胱、尿道甚至直肠的支撑作用，而导致它们向阴道前、后壁膨出，因此还会出现尿失禁或排便困难。

阴道在生殖过程中具有重要角色。在性交过程中是储存精液的场所，阴道的后侧部所形成的精液池正好对着子宫颈口，精子可以在最近的距离迅速进入子宫颈管内，经子宫腔、输卵管，去寻找当月所排的卵子。

如果是女性的排卵期，又没有其他生殖障碍的话就会受精，孕育新的生命。新生命经40个星期的孕育后，胎儿由此分娩。

一些女性尤其是生育过的女性容易出现性生活时快感的下降甚至消失，其中当然有许多原因，但阴道松弛是重要的原因之一。

阴道松弛是指盆腔肌肉群的张力下降造成阴道周围肌肉松弛、阴道变宽，严重者可有阴道壁膨出。

其最常见原因是自然分娩后，盆腔肌肉群恢复欠佳，甚至是受到损伤，造成阴道松弛。

产后女性普遍会存在阴道松弛，其原因是分娩时阴道撕裂或人为侧切，出现阴道松弛，在过性生活时，有时空气会进入阴道，像拉风箱一样发出很大的响声，让人十分紧张。

阴道松弛时，由于阴道宽松，使得性生活时原有的阴道对阴茎的“紧握”能力下降，性器官的接触也就难以达到充分、满意。

我们已经讨论过，女性要充分满足其接触的欲望后才有可能达到性高潮的体验。所以，当女性出现阴道松弛时，性生活快感下降甚至消失也就容易出现了。这不但会使人产生心理压力，而且性快感也不如从前，严重时还可能导致夫妻感情淡漠，甚至家庭破裂，因此需认真对待。那么，怎样才能防止产后阴道松弛现象的发生呢？首先，要保证必要的营养支持，积极进行产后骨盆肌肉的恢复性锻炼。有很多新妈妈害怕产后肥胖，过分节制饮食，殊不知肌肉缺乏必要的营养就会变得很薄，起不到应有的支持作用。

产后要尽早进行适当的运动，经阴道自然分娩的新妈妈，应于产后6～12小时内起床稍事活动，包括坐在床边、扶床行走，从产后第二天开始，就可以在室内随意走动，并可做产后保健操。施行会阴侧切术或施行剖宫产手术的新妈妈可推迟至产后3日，再起床稍事活动，待拆线后伤口不感疼痛时，也应做产后保健操。阴道本身有一定的修复功能，产后出现的扩张现象在产后3个月即可恢复。但毕竟是经过挤压撕裂，阴道中的肌肉受到损伤，所以阴道弹性的恢复需要更长的时间。产后妈妈可以通过一些锻炼来加强弹性的恢复，促进阴道紧实。

凯格尔练习

凯格尔练习是一种练习耻骨尾骨肌收缩能力的方法。通过训练可以提高肌肉收缩能力，提高性快感。凯格尔练习的具体步骤是：

首先找到耻骨尾骨肌。耻骨尾骨肌在双腿之间，收缩直肠与阴道时就可以感受到这两块肌肉的存在。仰卧于床上，将一个手指轻轻插入阴道，此时尽量将身体放松，然后再主动收缩肌肉夹紧手指，在收缩肌肉时吸气，你能够感到肌肉对手指的包裹力量。当放松肌肉时，呼气，并反复重复几次。每次肌肉持续收缩3秒钟，然后放松3秒钟。

拿出手指，并且继续练习放松收缩肌肉。集中精力感受肌肉的收缩与放松。

每次做10个3秒钟的收缩和放松，每天至少要做几次，并逐渐能够增多肌肉收缩次数增加收缩强度，比如逐渐从紧缩肌肉5秒钟到收缩10秒钟，大约要用几周时间才能达到这个目的。

凯格尔练习至少要持续6周，练习时如果能够收缩与放松自如，可以进行从收缩到放松的快速转变练习，达到1秒钟内可以收缩放松各1次。

屏住小便

在小便的过程中，有意识地屏住小便几秒钟，中断排尿，稍停后再继续排尿。如此反复，经过一段时间的锻炼后，可以提高阴道周围肌肉的张力。

提肛运动

在有便意的时候，屏住大便并做提肛运动。经常反复，可以很好地锻炼盆腔肌肉。

收缩运动

仰卧，放松身体，将一个手指轻轻插入阴道，后收缩阴道，夹紧阴道，持续3秒钟，后放松，反复重复几次。时间可以逐渐加长。

卧式锻炼

靠床沿仰卧，臀部放在床沿，双腿挺直伸出悬空，不要着地。双手把住床沿，以防滑下。双腿合拢，慢慢向上举起，向上身靠拢，双膝伸直。当双腿举至身躯的上方时，双手扶住双腿，使之靠向腹部，双膝保持伸直。然后，慢慢地放下，双腿恢复原来姿势。如此反复6次，每天一回，可常年不辍。

第3节 产后如何享受性爱大餐

新妈妈做个"性"趣女人

总算挨至产事完毕，"性事"又重开盘，谁想，竟显出一条高开低走的下跌轨迹！本该美好的性生活，被产后的种种变化意外搅了局！怎么办？难道还要让蛰伏数月的性致继续雪藏？还要让美好的夜晚流失在冰冷的形式化拥抱中吗？

一个新生命的诞生在激起一阵令人喜悦的浪花后，同时也扩散出一圈圈使人手忙脚乱的涟漪，怎么样克服难关调适生活使它恢复秩序，实在是新父母的一大挑战，同时也是坚贞感情的一大考验，通过这考验夫妇间将更为相知相惜同时情感也会更加稳固，加油吧！经过十月怀胎，一朝分娩之苦的女性，做妈妈了，感情上、生理上、心理都有很大的耗损。性事好像远离了自己，找不到曾有的密切默契。为了改善这种状况，妈妈你就必须努力将你和孩子分开。可以让爸爸或其他家人和孩子待一会儿，自己抽点时间喝杯饮料读张报纸。要使自己从围着孩子转中剥离出来，恢复你的自我，在这种情况下，才能点燃性爱之火。以下种种技巧，都会使你的爱火燃得更旺，火势烧得更大。

提高做爱的优先权

没有孩子以前，做爱对夫妻双方都很自然。但有孩子后，时间、精力经常受孩子的影响而不容易控制。做爱有时需要事先的计划和安排。夫妇双方都可能很忙，但要想婚姻幸福，就必须都牺牲一些自己的安排，把做爱的优先级提高。比如在孩子睡得早的晚上，父母也早早上床，使双方都有充足的精力。

建立外部联系

多参加一些能让你的大脑离开孩子的活动，例如：学习班、俱乐部或和老朋友联系。孩子可以和其他母亲交换、合作着看，这样不仅给了你时间，还能增加和他人的联络。孤独和抑郁往往是性欲的杀手。

创造氛围和环境

回想一下在你们过去什么活动能激起浪漫和热情，是否能重复这些交流，即使程度小一点。给丈夫写张卡片，等女儿上床后，你们的卧室还可以有音乐、鲜花、烛光。没有孩子时，这些浪漫可以会自发产生，有孩子后就需要刻意设计、培养。

多点回忆

想想过去你们在一起，有哪些活动点燃起你的热情，使你和他都觉得浪漫有趣。可对这些进行探讨。音乐、鲜花、烛光这些浪漫一定不能少。没有孩子时，这些浪漫可以会自发产生，但在有孩子后是需要刻意设计、培养。带动你和他进入浪漫之乡，还会充满着幻想，激起无限性欲。

穿性感的内衣

很多女性都把最喜爱的睡衣、内衣留给特定的场合。其实漂亮、性感的内衣该留给自己的丈夫。而且不只是穿给丈夫看，它还能提高你的自我形象，增加你对性生活的向往。

不要忽视丈夫

做了母亲的女性容易满眼只是孩子，经常忽略丈夫的存在。其实不能到晚上才注意到配偶的存在，他像孩子一样同样需要关心、照顾。

不妨有些性幻想

它是给性生活充电的一个好方法。每个人都有做白日梦的时候，这时不妨幻想一下丈夫健美的身体，轻柔地抚摩和你曾经有过的美妙感受，让它们在你的头脑中停留长一点时间。白天的这种性幻想能大大加快晚上你们的性反应速度。

不要忽略妆扮

许多女性忙于照顾孩子，而忽视了自己的妆扮，使自己显得比较邋遢，没有兴趣，恐怕你的他也会性致顿失。

消除自卑

产后体形的变样是许多女性不能接受的事实，她们非常的不满意，企图通过多种途径来补救或掩饰。女性认为丈夫可能不会像原来那样喜欢她的身体了，自我感觉不良好性欲会大大降低。大多男人通常并没有想象中的那么挑剔，只要你在性生活中自信，就会是最美。

产后性爱如何调试

女性分娩后，整个世界被尿布、孩子占据，感情渐渐转移到育儿方面，性兴趣减弱。分娩后随体内性激素水平下降，性欲也会减弱。再加上产后身体较弱，性爱肌衰退。那应该怎样解决这个问题呢？用什么方式调试？

首先分娩对子宫内膜和阴道壁所造成的损伤，需6～8周时间来恢复，那时开始性生活才是安全的。因为心理因素占很大比例，应排除精神压力，分娩后性生活产生的恐惧是一种正常反射。

人在面对可能对自己造成伤害的事情时，本能会感到害怕且藏在潜意识中，应让女性知道没有理由害怕，与爱人过性生活是幸福美好的，绝不是受到侵害。丈夫要多与妻子讨论增加彼此亲密感，打破心理顾虑。制造舒适环境、给点轻松浪漫的音乐或柔和的灯光等，给妻子以安慰、体贴、温柔，恐惧感就会渐渐消除。

放弃“全套思想”

在有了宝宝后，想享有大把做爱的时间，已是不可能的了。这时就要放弃“全套思想”，只与对方搂搂抱抱，亲亲嘴或用其他爱抚的方式，也可增加夫妻情趣。

在产后这段时间，夫妻应互相理解、体谅与合作，

等待身体完全恢复后再开始性生活。值得提出的是，妻子不要认为有了孩子而冷落了丈夫，在保障健康的情况下，适当地安排好性生活。

在性生活初期，虽然生殖器官基本恢复但有失调感，所以常常难以形成非孕期那样和谐的气氛，这是正常的，夫妻双方都不要因此而失望；更不能错误地认为以后的性生活就这样了。

女性一旦生了孩子，阴道就变软了，还需要一段时间恢复原状。

1	改变做爱姿势，采用让产后女性感觉比较舒适的姿势
2	用润滑剂，以减少阴道干燥所造成的不适
3	尽量避免在精疲力竭时亲热。应该先养精蓄锐，蓄势待发。你可以尝试在不同时间做爱，晚上上床睡觉前如已经觉得劳累，就不要勉强，才不会造成彼此的压力而无法充分享受性爱之乐
4	产后，如果妻子在性爱时仍感到不适，可以采用其他方式来满足丈夫。如共同看A片，用手、口等都可以使丈夫获得满足
5	老是让他占主动肯定会影响他的兴趣。既然这种两性之战是你们两个人的事，你就没有必要老让他充当发起战争的“元凶”，你也可以瞅准时机，对他主动出击

加强耻尾肌的锻炼

小腹的耻骨部位向后到达肛门上方的尾骨为耻尾肌，它的弹性对保证性交时增强性反应等功能至关重要。

国外在研究女性尿失禁过程中，发现加强耻尾肌的锻炼，可以治疗许多性冷淡，专家还发现男子锻炼也能延长性交时勃起时间，这无疑是调试夫妻性生活简洁方便而有效的方法。

第4节

避孕要与性爱同行

产后避孕当及时

产后月经的恢复每人都不同，有早也有晚，难以预测，虽然母乳喂食的新妈妈月经的复潮较晚，但并非可以高枕无忧地享受性爱而不用避孕，而且即使母乳喂食期间，亦有人能怀孕。

产后避孕确已成为不可忽视的问题，其原因是显而易见的。越来越多的新妈妈尚处于产后恢复阶段，就再次受到人工流产的打击，这无异于雪上加霜。怀孕指的是男方的精子和女方的卵子相结合后，受孕卵种植在子宫内膜内发育成长的过程。

它需要4个条件：良好的种子、肥沃的土地、疏通的管道和适合的环境。避孕原理简单地说就是用科学的方法暂时影响上述受孕的必需条件中一项或几项，以达到避免精子和卵子结合受孕的目的。能否怀孕，在女方来说取决于有无排卵。排卵的恢复不一定是与月经的恢复同步的，特别是在月经刚恢复的几个周期，常常是无排卵的月经周期，但也有不少人在月经恢复之前就已开始排卵，尤其是不哺乳的女性，排卵往往恢复较早。因此，新妈妈在哺乳期间性交，随时都可能因已恢复排卵而受孕。

据统计，在哺乳期受孕的女性中，有一半是月经复潮以前受孕的。所以，产后只要开始有性生活，就应当采取避孕措施。一些人简单地认为：不来月经就根本不会怀孕，那自然也用不着避孕了。由于排卵是发生于月经前的14天，如果在月经前，排卵期有性生活而又没有避孕，此时即可能受孕，使月经不能来潮，但此种情况往往使新妈妈误认为月经还未恢复，直至有了症状，如恶心、呕吐明显，甚至发现腹中已有胎动，才去看医生。

新妈妈在产后身体的各器官功能尚未恢复至孕前水平，子宫内膜尚待恢复，有的新妈妈产后焦虑不安，哺育孩子的重担刚刚担起，尤其是剖宫产术后的新妈妈，手术的损伤，子宫的创伤都需要相当长的一段时间才能康复。

有时，因为妊娠的月份已大，只能做中期引产了，刚刚产后的子宫如果做人工流产或中期引产，都会有一定的危险性，例如穿孔，出血等，对新妈妈的健康十分不利。常见的错误想法是等到第一次月经来潮之后再考虑避孕，显然是不明智的。月经来潮前的14天就会排卵，甚至在孩子出生后第一次性生活就有可能怀孕。

产后避孕方法

避孕，是指用科学的方法使女性暂不受孕。避孕的原理：抑制精子、卵子产生；阻止精子与卵子相结合；改变宫内环境，使其不利于精子获能、生存，以及不适宜受精卵的着床和成长。避孕已经不是什么神秘的话题，但是有一些新妈妈并不知道该如何正确地进行避孕，造成了一些不应该有的遗憾。由于避孕失败，意外妊娠是育龄女性的“心腹大患”，其结果往往是“紧急刹车”终止妊娠，对身体的杀伤力可想而知。

孕妈妈可以进行有规律的运动

从怀孕的13～28周，孕妈妈进入孕中期。在此期间早孕反应逐渐减轻，食欲增加，孕妈妈进行体育锻炼不仅有利于自身的身体健康，而且有利于胎儿的生长发育。适度的运动能解除孕妈妈的疲劳、改善睡眠、缓解紧张的情绪、减轻腿部水肿、静脉曲张、便秘等症状，有效地调节神经系统的平衡，保持精神饱满、心情舒畅。

胎儿的正常发育也需要适当的运动刺激。适当的运动能够促进孕妈妈的血液循环，增加氧的吸入量，提高血氧含量，加速羊水的循环，从而有助于胎儿大脑、感觉器官以及循环和呼吸系统的发育，增强胎儿的免疫功能，使胎儿处于最佳的状态。

工具避孕

产后由于妈妈生殖器的损伤还没有完全恢复，为了防止妈妈的产褥期感染，最好用工具避孕，即男用和女用避孕套。用避孕套避孕在产后性生活中被列为首选，但长期使用亦可加重妈妈阴道的炎症。阴茎套系由优质乳胶制成，有大、中、小（直径35毫米、33毫米、31毫米）三号，作用是使射精时精液排在套内，阻止其进入阴道，达到避孕目的。使用前后应充气或灌水检查其有无破损。用时先将阴茎套前端小囊捏扁，以备贮放精液，然后套在阴茎上。此具使用由男方掌握，需要每次性交时运用，否则易致避孕失败。

使用前应该用吹气或灌水方法检查其确无漏孔后方可使用。条件许可，最好每次使用新的。使用时，于套内、外涂上避孕膏以润滑。射精后，在阴茎未软缩之前，按住套口，连同阴茎一起抽出。使用这类工具，有防止性传播疾病传染的作用。

产后放置宫内节育器

宫内节育器一般是采用防腐塑料或金属制成，有的加上一些药物（如可释放出苯甲雌二醇或吲哚美辛等）。

子宫环有圆形、宫腔形、T字形等多种形态，医生可根据每个人子宫的情况选择适当的子宫环。把子宫环放入子宫腔后，改变宫腔内环境而不利于受精卵着床，影响精子的活动力和卵子在输卵管的移动速度而达到避孕的目的。用子宫环避孕的有效率大约为94%～99%。

第十章

初级妈妈必修课

EXUEZUOYUEZIYIBENTONG

第1节 新生儿的喂养

提倡母乳喂养

母乳是宝宝最好的食物

对于宝宝来说，最理想的营养来源莫过于母乳了。因为母乳的营养价值高，而且所含的各种营养素的比例搭配适宜。母乳中还含有多种特殊的营养成分，如乳铁蛋白、牛磺酸、钙、磷等，母乳中所含的这些物质及比例，对宝宝的生长发育以及增强抵抗力等都有益。

此外，母乳近乎无菌，而且卫生、方便、经济，所以对宝宝来说，母乳是最好的食物，它的营养价值远远高于任何其他代乳品。

母乳喂养对妈妈最好

母乳喂养不仅对宝宝最好，对新妈妈也是最好的。宝宝吮吸乳头会刺激妈妈分泌催产素，这种物质可以刺激子宫收缩，逐渐恢复到孕前水平，帮助新妈妈恢复身材。同时，据相关统计调查，母乳喂养的妈妈患乳腺癌的比例比较低。

母乳喂养的姿势

其实喂奶的姿势有很多种，都是正确的，关键是要正确地掌握方法，比如宝宝含在嘴里的乳晕，应该是下嘴唇包得多，上嘴唇包得少，乳头指向宝宝的上颚。

这种姿势有两个好处：一是宝宝吸吮起来效率更高，出奶快；二是宝宝的下巴是贴在乳房上的，能帮助固定宝宝的头，吸吮起来好借力；另外宝宝的鼻子是远离乳房的，不会造成宝宝鼻孔被堵住，上不来气。只要能掌握正确的喂奶细节常识，不管是坐着喂、躺着喂、抱在怀里喂等等，都是可以的。

正确挤奶方法

挤奶的正确姿势是用拇指和其余的4个手指夹住乳头下的乳晕部分，轻轻地推揉，然后用拇指和其他4个手指勒紧乳房往前挤。如果是用吸奶器挤奶，一定要注意卫生，每次清洗干净后要注意消毒。

怎样判断宝宝是否吃饱了

与配方奶不同的是母乳的量是没法目测的，因此很多的妈妈常怕宝宝吃不饱，怕宝宝营养跟不上会影响宝宝的正常发育，如何判断宝宝是否吃饱了？

判断方法	
从乳房胀满的情况	喂前乳房丰满，喂奶后乳房较柔软
从宝宝吞咽声音上判断	宝宝平均每吮吸2～3次就可以听到咽下一大口，如此连续约15分钟就可以说明宝宝吃饱了
吃奶后有无满足感	如吃奶后宝宝安静入眠，说明宝宝吃饱了。若吃奶后还哭，或者咬着奶头不放，或者睡不到两小时就醒，说明奶量不足
注意宝宝排便次数	宝宝每天小便8～9次，大便4～5次，呈金黄色稠便，这些都可以说明奶量够了
看体重增减	足月宝宝头1个月每天增长25克体重，头1个月增加720～750克，第二个月增加600克以上

宝宝吃奶的量如何掌握

母乳喂食一个最大的缺点是掌握不好宝宝到底吃了多少奶水，宝宝是吃得太多还是不够。

有些妈妈用宝宝吃奶的时间来衡量宝宝吃奶量的多少，许多医生和护士也是这么教的，但是有时宝宝吃奶时是在干吸，并没有下咽奶水，这些干吸的时间，对于判断宝宝吃奶多少是没有用的，而真正有用的是看宝宝吞咽奶水的时间。不要因为宝宝含着乳头的时间很长，就误以为宝宝已经吃饱了。每次喂奶，宝宝吞咽奶水的时间达到了10多分钟，宝宝一般就是吃得不错了。

如果宝宝还表现出饿的样子，就应该让宝宝继续吃。如果宝宝是在大口大口吞咽过程中把乳头吐出来，这有可能是宝宝累了，要让他喘一口气，才能接着吃。如果是宝宝干吮，吞咽很少的时候吐出来，这一般表示宝宝要么吃饱了，要么需要拍嗝。

怎么判断乳房中的乳汁吃干净了

如果自己不太清楚宝宝到底吃净了乳汁没有，有一个判断的办法是用手挤一点奶水出来。

如果奶水只能挤出一点来，甚至挤不出来，那么的确是吃净了。可以给宝宝拍嗝，然后给他吃另一侧的乳房。如果用手一挤，奶水还会出来，就说明奶水还没有被宝宝吃完，拍嗝以后，要继续给宝宝吃这一边乳房，直到宝宝把奶水吃净为止，或直到宝宝吃饱了，拒绝再吃为止。新妈妈奶量还不稳定的时候，如果每次喂奶，两边都喂了，而且两边都软了，宝宝还想吃，那么就应该回到第一次给宝宝喂奶的乳房，继续给宝宝吃。

乳头咬破或疼痛怎么办

宝宝吸奶的力量变大，经常会弄痛妈妈的乳头，这时候若伤口感染细菌就会引起乳腺炎，因此这个月里妈妈还要注意保护乳头，不要总用一侧乳房喂宝宝。哺喂时要注意保持乳头清洁，防止宝宝过分吮吸将乳头吸伤。哺喂前要把手洗干净。在乳头咬伤的情况下，哺乳前，用冷冻过的纱布做冷湿布，将乳头围起来，可以缓解疼痛。但如果疼痛很严重，就要借助乳头保护器了。

乳汁不足怎么办

如果宝宝每天体重增加30克，那么就说明奶水足够宝宝所需了。母乳不足可能会出现以下几种反应。

乳汁不足的表现	
1	宝宝含着乳头30分钟以上不松口
2	明明已经哺乳20分钟，可间隔不到1小时宝宝又饿了
3	宝宝体重增加不明显

乳汁分泌不足的原因

有些新妈妈由于开始胀奶时没有及时让宝宝吮吸，导致后来再胀奶时，奶水就无法流出来了，原因在于人类脑下垂体受到抑制后会导致乳汁分泌减少。再者，职场妈妈每日早出晚归的，新生儿吮吸的次数不够，致使乳腺无法正常分泌乳汁。也有部分妈妈因为乳头短小、凹陷，怕喂奶造成乳头受伤而不得不减少让宝宝吮吸的次数，造成奶量减少、奶水不足的情况。

促进乳汁分泌的方法	
1	以左手或右手的示指及拇指放在乳晕两旁，先往下压，再向两旁推开；或是以乳头为中心点，采取左右、上下对称的方式按摩
2	在洗澡时用清水洗涤乳房，但不可太过用力清洗乳头，以免引起子宫早期收缩
3	让宝宝多吮吸乳头，其实妈妈的奶水越少，越要增加宝宝吮吸的次数；由于宝宝吮吸的力量较大，正好可借助宝宝的嘴巴来按摩乳晕

上班族妈妈怎样给宝宝哺乳

让宝宝适应奶瓶

新妈妈上班前应该提前1～2周的时间让宝宝适应奶瓶，以免宝宝一时无法接受奶瓶喂食。如果宝宝拒绝奶瓶，不要勉强，可在宝宝饥饿时再进行奶瓶喂食。

● 吸奶器

电动吸奶器和手动吸奶器都是上班族妈妈的好帮手，可选择方便携带的迷你款型。

● 储奶容器

挤奶袋和奶瓶等储奶的容器也必不可少，选择时要注重密封性。将挤出的母乳放入事先准备好的储奶容器后，在容器上标注日期，以方便管理。

● 哺乳衣

哺乳衣是上班族妈妈的必备物品。要选择开口隐蔽且使用方便的哺乳衣。

合理安排好挤奶时间

单位的远近、工作的紧张度以及新妈妈自身奶水的多少都会对挤奶时间有所影响。新妈妈一定要合理安排好挤奶的时间，一般情况下每天可挤奶3次。挤奶太频繁容易影响奶水的质量。

参考挤奶作息表	
9：00	开始上班
12：00	午休，利用这个休息时间，选择一个合适挤奶的地点挤奶
15：00	选择一个适当时机挤奶
17：00	能不加班时，尽量选择不加班，最好能回家亲自喂宝宝

乳母用药要小心

新妈妈服用的大多数药物成分都可以通过血液循环进入乳汁，影响宝宝。由于宝宝的肝脏解毒能力差，即使母体仅仅使用非常小的治疗剂量，仍可使宝宝蓄积中毒，对早产儿更是危险。因此，新妈妈服用药物时，应考虑对宝宝的危害。

新妈妈在哺乳期不能服用以下药物	
1	溴隐亭可以抑制泌乳
2	抗精神病药物可影响新生儿智力发育，使肝脏受损
3	抗甲状腺药物，如他巴唑等，可造成新生儿甲状腺功能低下，影响智力发育
4	氯霉素可使新生儿出现灰婴综合征，表现为腹泻、呕吐、呼吸功能不良、循环衰竭及皮肤发灰等，还可引起贫血
5	链霉素、卡那霉素、庆大霉素可损伤听神经和肾脏，引起听力障碍和肾脏功能损害
6	喹喏酮类抗生素药物，如诺氟沙星、氧氟沙星等，可影响新生儿骨骼发育
7	四环素影响新生儿牙龄口骨骼发育，造成牙釉质发育不全
8	磺胺药可引起肝脏和肾脏功能的损害
9	氯丙嗪和安定可引起新生儿黄疸

什么情况下不能哺乳

不宜进行母乳喂食	
乙型肝炎患者	HbsAg为阳性时，应暂缓母乳喂食。在宝宝出生后两小时内，进行疫苗注射，宝宝产生抗体后，妈妈就可以进行母乳喂食了
患乳房疾病	如乳腺炎等，应暂缓母乳喂食。解决的方法是一定要在得到治疗后，再进行母乳喂食
感冒发热	发热时可暂停授乳1～2天。若只是流鼻涕、打喷嚏，可以继续授乳，但授乳时要戴上口罩
做隆胸手术	做过隆胸手术的新妈妈不宜进行母乳喂食，因为硅胶材料会使宝宝患食道疾病
患心、肾疾病	心、肾疾病严重时不宜进行母乳喂食。但若心功能、肾功能尚好，可以适当进行母乳喂食

怎样进行混合喂养

新妈妈在分娩后，经过尝试与努力仍然无法保证充足的母乳喂食，或因妈妈的特殊情况不允许母乳喂食时，可以选择一些适当的代乳品加以补充，如配方奶等。在混合喂食中应当注意以下两点：每次哺乳时，先喂母乳，再添加其他代乳品以补充不足部分，这样可以在一定程度上维持母乳分泌，让宝宝吃到尽可能多的母乳。按照奶粉包装上的说明为宝宝调制奶液，奶粉罐的小匙有的是4.4克的，有的是2.6克的，一定要按包装上的说明调配，不要随意增减量而影响浓度。

溢乳怎么办

什么是溢乳

溢乳是指喂奶后随即有1～2口奶水流入嘴里或从嘴边漾出，也有少数情况是因为乳母在喂奶后不久给宝宝换尿布而引起。这是因为新生儿胃的位置呈水平位，贲门括约肌也较松弛，一旦摄入奶量稍多，即可发生溢奶现象。

随着宝宝年龄的增长，胃的位置逐渐变垂直，贲门括约肌肌力加强，溢奶次数就会逐渐减少，七八个月时停止。

防止溢乳的方法是拍嗝

宝宝在3～4个月大之后，不仅可以很好地掌握吮吸技巧，而且贲门的收缩功能也已发育成熟，所以吐奶的次数也就会明显减少了。而在此之前，每次喂奶后最好还是要帮助宝宝拍嗝。

帮助宝宝拍嗝的方法：

1.喂奶后，竖着抱起宝宝，将宝宝的下颌靠在母亲的肩上。

2.轻轻拍打后背5分钟以上，是帮助宝宝拍嗝的基本方法。如果宝宝还是不能打嗝的话，也可以试试用手掌按摩宝宝的后背。

3.支起宝宝的下巴，让宝宝坐起来。让宝宝坐在自己的腿上，然后再轻拍后背。

吐奶怎么办

吐奶不同于漾奶，是由于消化道和其他有关脏器受到某些异常刺激而引起的神经反射动作，呕吐时奶水多是喷射性地从嘴里甚至鼻子里涌出的。

吐奶的原因

1.新生儿或小宝宝呕吐与其消化道解剖、生理特点有很大关系。新生儿胃容量小，小呈水平位，而且胃的入口贲门括约肌发育良好，出口紧入口松，奶水容易反流引起呕吐。

2.一旦遇到喂食和护理不当，如喂奶次数过多，喂奶量过大，乳母乳头过大、凹陷，或用奶瓶喂奶时橡胶奶头孔眼过大，都能致使宝宝吸奶过急。

3.喂奶后让宝宝平卧，或者过多、过早地翻动宝宝，都容易引起宝宝吐奶。

4.一些疾病也可以引起宝宝吐奶，如食道和胃肠道的先天畸形、肠梗阻；新生儿患脑膜炎、败血症和其他感染也可以发生吐奶，这些疾病引起的吐奶较剧烈和频繁，而且不是一两天能恢复的。

吐奶的预防方法	
1	不要让宝宝吃得太急，如果奶胀喷射出来，会让宝宝感到不舒服
2	如果宝宝吐奶了，上身应保持抬高的姿势。一旦呕吐物进入气管会导致窒息
3	补充水分要在呕吐后30分钟进行。宝宝吐奶后，如果马上给宝宝补充水分，可能会再次引起呕吐。因此，最好在吐后30分钟，用勺先一点点地试着给宝宝喂些白水

什么情况下需要看医生

宝宝吐奶，其实没什么好担心的。但宝宝吐奶后的精神状态和身体状态却是需要我们多加留意的。在呕吐得到缓解后，如果宝宝还是精神不振、只想睡觉、情绪不安、无法入睡、发热、肚子胀等现象，则可能是生病了，应该看医生。

挤多少次奶合适

有些新妈妈在上班前先挤好乳汁然后储存，还有些新妈妈在前一天预先挤足够的乳汁留给宝宝隔天吃。

通常新妈妈都在早、晚各挤一次，以备白天不在时有足够的奶留给宝宝。还有些新妈妈在喂奶以后，会再挤出30～60毫升的乳汁出来备用。其实挤奶的次数要看新妈妈离开宝宝多久而定。通常最好不要超过3个小时再挤奶，如果宝宝刚出生不久且喂的次数较频繁，那么挤奶的次数就要更多，新妈妈才不会有胀奶的痛苦或者出现溢奶的现象。如果奶水开始在不适当的时候滴出来时，可用手臂稍微施力压住乳头1～2分钟，但这种方法不能常用，最好是挤点奶水出来。以后胸部会自然调节乳量，不会再有漏奶现象。

如何喂储存的母乳

母乳冻过便会出现沉淀，所以需轻轻地摇匀。热母乳时，要用流动的温水冲几分钟，使其达到室温，千万不要直接放在火上或微波炉内加热，以免破坏养分。融化冷冻的母乳，需放进流动的冷水里，逐次加入热水直到融化至与室温相同。假如宝宝在妈妈下班快到家前就饿了，可以先喂一点儿，等妈妈回来最好亲自喂宝宝。温热过的母乳不可再冷冻。如果停电要赶快把冰箱的奶吃掉或丢掉。

宝宝呕吐后如何喂奶

宝宝刚吃过奶后，不一会儿就似乎全吐出来了，这时有些家长可能怕新生儿挨饿，马上就再喂。遇到这样的情况应该怎么办?

遇到这种情况时要根据宝宝当时的状况而定：有些宝宝吐奶后一切正常，也很活泼，则可以试喂，如宝宝愿吃，那就让宝宝吃好；而有些宝宝在吐奶后胃部不舒服，如马上再喂奶，宝宝可能不愿吃，这时最好不要勉强，应让宝宝胃部充分休息一下。

一般情况下，吐出的奶远远少于吃进的奶，所以家长不必担心，只要宝宝生长发育不受影响，偶尔吐一次奶也无关紧要。

当然，如果每次吃奶后必吐，那么就要做进一步检查，以排除疾病导致的吐奶。

如何选择奶粉

在选择奶粉时还要注意包装要完好无缺，包装袋要注明生产日期、生产批号、保存期限，保存期限最好是用钢印打出的。奶粉外观应是微黄色粉末，颗粒均匀一致，没有结块，有清香味道，用温开水冲调后，能够完全溶解，静止后没有沉淀物，奶粉和水没有分离现象。如果出现相反的情况，说明奶粉的质量可能有问题。建议爸爸妈妈在挑选奶粉的时候可先咨询医生，或者是通过亲戚建议的方式来确定选择的奶粉。

如何选择奶嘴

奶嘴孔的大小可随宝宝的月龄增长和吮吸能力的变化而定，新生宝宝吮吸的孔不宜过大，一般在15～20分钟吸完为合适，若太大，乳汁出得太多容易呛着宝宝，应买孔小一点的奶嘴，但也不能太小，以免宝宝吃起来太费劲。小孔奶嘴的标准是将奶瓶倒过来，1秒钟滴一滴左右为准。此外，橡胶乳头也不能太硬，发现不好时应马上换掉。随月龄增加乳头孔可以加大一些，以宝宝4～5个月时，每次在10～15分钟吸完奶、不呛奶为合适。

如何选用奶瓶

奶瓶的材质分为玻璃和塑料两种。玻璃的奶瓶耐热易清洗，比较实用；塑料的奶瓶轻便，外出携带方便。一定要选择合格的塑料奶瓶，不合格的塑料奶瓶有致癌作用。奶瓶的容积不同，品牌也有所不同。比如用于盛装果汁和白开水的奶瓶就有50毫升的，也有240毫升的，具体可以根据宝宝的饮用量加以选择。

乳腺炎时如何哺乳

患乳腺炎的主要原因是乳腺管不通畅，乳汁郁积，从而引起细菌侵袭导致感染。当有乳房肿胀、乳核形成时，仍可让宝宝继续吃奶，因为宝宝的有力吮吸可以起到疏通乳腺管的作用。每次喂奶时，应先吸患侧，再吸健侧。在治疗乳腺炎选择使用抗生素时，一定要选用那些不经乳汁排泄，对宝宝无害的药。实际上只要认真坚持母乳喂食，那么乳腺炎的发生会降低。

黄疸型新生儿母乳喂食要注意什么

母乳喂食型黄疸，也称为“缺乏”母乳的黄疸。发生在新生儿出生后3～4天，持续时间一般不超过10天，并多为初孕妈妈的宝宝。母乳喂食型黄疸，在喂母乳时母亲一定要勤喂乳，要在24小时内哺乳8～12次，或者更多；要仔细观察新生儿，观察到他确实有效地吮吸乳汁；注意大便状况，对延迟排便的新生儿可行灌肠处理；限制辅助液体的添加，使宝宝能够充足地摄取乳汁。

母乳型黄疸综合征，其发生率为1%，一般发生在出生后7天左右。黄疸可持续3周到3个月。多见于经孕妈妈的新生儿。究其原因，认为是母乳中的β葡萄糖酰酶分裂肠道内的结合胆红素，增加了胆红素的肝肠循环，升高了血中的胆红素作用。如胆红素小于342μmol/L，不必暂停母乳喂食，如果超过342μmol/L，可暂停母乳喂食24～48小时，但母亲要挤空乳房内乳汁，以免日后乳汁减少。

用奶瓶哺喂的方法

注意查看奶嘴是否堵塞或者流出的速度过慢。如果将奶瓶倒置时呈现“啪嗒啪嗒”的滴奶声就是正确的。喂宝宝奶粉时最常用的姿势就是横着抱。和喂母乳时一样，要边注视着宝宝，边叫着宝宝的名字喂奶。为了避免造成宝宝打嗝，在宝宝喝奶时应该将奶瓶倾斜一定的角度，以防空气大量进入。

如何喂养早产儿

喂哺方法按早产儿成熟情况不同而异，对出生体重较重，吮吸能力较强的，可直接进行母乳喂食。

目前研究表明，早产母亲的乳汁成分完全适于早产儿的生长发育需要及消化能力，因此，要让早产儿吮吸、勤吮吸，使母乳乳汁分泌增加。

早产儿如吮吸能力差，可将母乳挤出用匙喂。母乳不足可进行人工喂食。体重较轻、吮吸能力不全的早产儿，可用滴管或胃管喂食。早产儿摄入量计算公式可供参考：最初10天内早产儿每日哺乳量(毫升)=(婴儿出生实际天数+10)×体重(克)÷100；10天后每日哺乳量(毫升)=1/5-1/4体重(克)。以上为最大值，有的宝宝也许吃不完。

一般来说，体重在1000克以下每小时喂1次；1000～1500克的，每1.5小时喂1次；1500～2000克的，每2小时喂1次，2 000克以上的，每3小时喂1次。

白天母乳哺喂的方法

先用温水洗干净乳头，以免上面附带的细菌进入宝宝口中，导致宝宝口腔或咽喉发炎。乳母在沙发或椅子上坐着，然后在哺乳乳房一侧的脚下搁一只小凳子架起这侧腿，将宝宝的头枕在乳母的胳膊弯上，胳膊弯舒适地放在架起的腿上。把这侧乳头连乳晕一起放入宝宝嘴中，要尽可能让宝宝嘴唇能裹着乳晕，这样可以促使泌乳。

一侧吃空后，再以同样姿势把宝宝换到另一侧乳房、胳膊弯和腿上。宝宝吃饱睡着后要及时抽出乳头，不要让他老含着乳头，因为那样不仅不利于宝宝口腔和乳母乳头的卫生，而且还易引起宝宝依恋乳头的不良习惯，有时甚至会引起宝宝的呕吐或窒息。

夜间母乳哺喂的方法

夜晚乳母的哺喂姿势一般是侧身对着宝宝，妈妈的手臂可以搂着宝宝，但这样做会较累，手臂易酸麻，所以也可以只是侧身，手臂不搂宝宝进行哺喂。

或者可以让宝宝仰躺着，妈妈用一侧手臂支撑自己，俯在宝宝上进行哺喂，但这样的姿势同样较累，如果妈妈不是很清醒时千万不要这样喂奶，以免在似睡非睡间压着宝宝，甚至导致宝宝窒息。

晚上哺喂不要让宝宝含着乳头睡觉，以免造成乳房压住宝宝鼻孔有窒息的危险，也容易使宝宝养成过分依恋妈妈乳头的娇惯心理。另外，产后育儿，乳母自己身体会极度疲劳，加上晚上要不时醒来照顾宝宝而导致睡眠严重不足，很容易在迷迷糊糊中哺喂宝宝，所以要小心以防出现意外。

第2节 新生儿日常照料

手把手教你用尿布

带小便的尿布和带大便的尿布要分开洗涤。先用清水浸泡15分钟，再加洗涤剂洗涤（带大便的尿布要先将上面的大便冲入马桶，再放到盆里浸泡）。接下来是消毒：洗完的尿布放在开水里煮5～10分钟，再放到阳光下晾晒。

折 叠	纵向对折一次后横向再对折一次
系上腰带	尿布穿上后系上腰带，要在腹部中间处留出大约两根手指的间隙
多余的部分折叠	尿布不能盖住宝宝的脐部，多余的部分男孩折叠到前面，女孩折叠到身后

纸尿裤怎么用

清洁宝宝屁股	打开脏污的纸尿裤，用浸湿的纱布擦拭宝宝屁股，不能有大便残留
取下脏纸尿裤	将脏纸尿裤卷起，小心不要弄脏衣服、被褥或宝宝的身体
更换新纸尿裤	将新纸尿裤展开，把褶皱展平。一只手将宝宝的屁股抬起，另一只手将新的纸尿裤放到下面。将纸尿裤向肚子上方牵拉，注意左右的间隙粘好
保留腰部的纸带	在腰部留出妈妈两指的间隙，目测左右的对称性之后，将腰部的纸带粘好即可

新生儿指甲剪一剪

选择合适的修剪时机

给宝宝剪指甲并不是一件简单的事，因为宝宝不会乖乖听话。建议新妈妈在宝宝熟睡后再进行修剪。另外，宝宝洗澡后，指甲比较柔软，这时候修剪也比较方便。给宝宝剪指甲时，妈妈一定要抓稳宝宝小手，以免误伤宝宝。

选用钝头指甲剪

给宝宝剪指甲时，妈妈要选用安全实用的专业的宝宝指甲剪，在大多孕婴店都可以买到。

专业宝宝指甲剪是专门为宝宝设计的，修剪后有自然的弧度。

新生儿卧室必备条件

宝宝从医院回到家中后，完全可以生活在父母原来居住的房间里。对于房间室温不用要求十分严格，感觉热了少盖点儿，冷了把被子暖暖就可以了。

有的书中写到，对于宝宝来说室温最好能够保持在20℃，湿度最好保持在50%。

这些事情也不需要过分地刻意执行。刚出生的宝宝对噪声很敏感。为防止被传染上疾病，如有两个条件相同的房间，宝宝的卧室最好不要让外人进入。

有老鼠的地方，要消灭老鼠，同时屋内不要放能被老鼠食用的东西，也应避免让猫进到宝宝的房间。

家中宝宝有哥哥姐姐的，应确认其是否已经接种了百日咳疫苗。如未接种，应尽早接种。

1～2个月的宝宝如患了百日咳，可危及生命。宝宝百日咳通常都是因家中稍大一些的宝宝传染而产生的。

房间面积较小的家庭也应安装上宝宝床，尤其住在公共住宅区，只有一室一厨的家庭更是必要。这是因为宝宝所需的安全区只存在于宝宝床的范围内。

怎样去除新生儿的头垢

有些宝宝出生后不久，头顶会有一块黄色硬痂，有的多，有的少，后来越积越硬。

头垢是由于新生儿出生时头皮上的脂肪加上以后头皮分泌的皮脂，粘上灰尘而形成的，留着很不卫生，也会影响新生儿头皮的正常作用，所以应当洗掉。

头垢少的经过几次洗头后可清洗干净，多的则需要用油涂擦湿润后才能除去。一般方法是，洗澡前或洗头前用手或小棉棒蘸油（石蜡油或煮熟冷却后的植物油或润肤油）轻轻擦拭，如果头垢与头皮脱离，则可去掉；若没有完全脱离，一次洗不净，可重复洗几次，直至洗干净为止。使头垢变软，然后再用香皂和温水洗净。

宝宝肚脐怎样护理

新生儿肚脐上的脐带，一般在出生1周后便会自行干枯，变成黑褐色，最后即会自然脱落。有的新生儿脐带脱落缓慢，请注意不要硬去自行把它摘掉。

脐带初掉时创面发红，且皮肤稍湿润，与受伤时相同，往外渗水。一旦被细菌感染，便会很容易使细菌侵入血液中，因而消毒以后，要用清洁药布敷在上面，并让脐部经常保持干燥。

另外，要注意将尿布远离脐部，因为新生儿撒尿会污染脐部，使脐部无法保持干燥。

如果新生儿脐部的伤痕长时间不愈合，且出现起疙瘩、并有渗血水的情况时，应该及早地去医院请医生进行治疗。

怎样给宝宝喂药

给新生儿喂药时要慎重认真，正确方法是当新生儿病情较轻时，将病儿抱在怀中，托起头部或半卧位，用左手拇示二指轻轻按压宝宝双侧颊部迫使病儿张嘴。可将宝宝头和手固定，然后用小匙将药液(药片弄碎，加温水调匀)放到舌根部，使之自然吞下。

也可以使用奶瓶让宝宝自己吮吸而服下，但要注意把沾在奶瓶里的药汁用少许开水刷净服用，否则无法保证足够的药量。

如果患儿病情较重，可用滴管或塑料软管吸满药液后，将管口放在患儿口腔颊黏膜和牙床间慢慢滴入，并要按吞咽的速度进行。第一管药服后再喂第二管。如果发生呛咳应立即停止挤滴，并抱起患儿轻轻拍后背，严防药滴呛入气管。

在喂中药汤剂时，煎的药量要少些，以半茶盅为宜。一日可分3～6次喂完，加糖调匀后用小匙或倒入奶瓶喂用，注意中药宜温服。

新生儿外出的注意事项

安排好行程

新生儿在出生1个月内尽量避免外出，如果外出必须安排好行程，还要与医生联系，让医生了解整个行程计划，并请医生提出建议。

准备好携带的东西

无论在什么时候，只要你有了宝宝，就必须想着要带好必备的东西。带宝宝外出，应准备好必备的宝宝用品，当然越全面越好，不要怕琐碎，以免用时没有东西可用。

对宝宝外出排便的处理尤其要事先考虑，多准备些干、湿纸巾，垃圾袋，纸尿布，替换衣裤等，这对于带宝宝外出来说很有用。

新生儿内衣的挑选

注意以下因素	
质地柔软	因宝宝皮肤最外层耐磨性的角质层很薄，所以内衣质地要柔软，不要接头过多，翻看里边的缝边是否因粗糙而发硬，尤其要注意腋下和领口处。给小宝宝买到缝边朝外的内衣最合适
良好的透气性	要选用具有吸汗和排汗功能的全棉制品，以减少对宝宝皮肤的刺激，从而避免发生皮肤病
良好保暖性	注意内衣的保暖性，最好是双层有伸缩性的全棉制品
款式简洁	宝宝的头大而脖子却较短，为穿脱方便，内衣款式要简洁，宜选用传统开襟、无领、系带子的和尚服
以浅色内衣为宜	内衣色泽宜浅淡，无花纹或仅有稀疏小花图案，以便及早发现异常情况，还可避免有色染料对宝宝皮肤的刺激

新生儿穿衣的方法

宝宝在小的时候，身体还很柔软，给宝宝穿衣有一定的难度。如果稍加注意，就会变成一种乐趣。

1	将贴身内衣及外套提前叠好放置，注意将袖子完全展开
2	将衣袖伸开，妈妈的手从袖口进入，牵引出宝宝的胳膊
3	再穿另一侧，方法如上
4	不要系得太紧，将领子松散着，将内衣的布带系结实即可

新生儿的五官清洁

宝宝的小鼻子

只需要用方巾擦拭宝宝的鼻腔外侧就可以了。如果宝宝的外鼻孔道出现鼻屎，则可以使用细棉花棒在宝宝的鼻孔外侧稍微轻轻地转一下，若担心宝宝感到疼痛，可以在棉棒上蘸一点水。在宝宝外鼻孔内的分泌物，大都会随着宝宝每次打喷嚏而排出体外。一般来说，父母在清洁宝宝的鼻子时会感到比较困难，因为宝宝的鼻孔相对于成年人小很多。所以，通常宝宝的鼻孔不用特别去处理，只有在需要时，对宝宝的鼻孔外侧进行清洁就可以了。

宝宝的小眼睛

选择一个宝宝专用的方巾，浸湿方巾的一角后将其卷在手指上，由内眼角到外眼角，轻轻地帮宝宝擦拭眼睛。

为了避免交叉感染，父母必须记清楚分别是用四角方巾的哪一个角，来清洁宝宝的右眼和左眼，千万不要搞混。

宝宝的小耳朵

将四角方巾浸湿后拧干，将方巾的其中一个角卷在手指上，再轻轻擦拭宝宝的外耳部位。父母在清洁宝宝的耳朵时，为了避免导致交叉感染，必须避开使用帮宝宝清洁眼睛时用过的方巾两角，分别利用另外两角，帮宝宝擦拭右耳和左耳。

宝宝的小口腔

将纱布蘸湿，裹在手指上，轻轻帮宝宝擦拭舌头和牙龈。当宝宝喝完奶后，可以让他再喝一点开水以起到清洁口腔的作用。如果宝宝不愿意喝开水，则可以利用纱布帮助宝宝清洁口腔。需要特别提醒父母的是，清洁时父母的手不要太深地放入宝宝的口中，以免引起宝宝的不适。

给新生儿洗澡

洗澡用品的准备

两条毛巾、棉签、婴儿沐浴液、一块温和的婴儿香皂、干净的衣服、棉球、包被、尿布、纱布。

用温水洗宝宝的脸

用温水清洗宝宝的脸，尤其注意耳朵后面、耳郭里面、脖子的褶皱处。这时先不要将宝宝的包被拿掉。

清洗宝宝生殖器官

将宝宝的双腿往外掰，如果是女婴，擦拭屁股时一定要按照从前向后的顺序，以免大肠杆菌通过尿道进入体内引起炎症。注意小阴唇和阴道间的蛋白样分泌物不必擦洗。男孩的阴囊里面很容易残留脏东西，妈妈在清洗的时候要仔细。

将宝宝翻过来擦洗背部

用空出的一只手放在宝宝头部的后方，缓慢将宝宝的重心转移到这只手上，将宝宝轻轻翻过来，擦洗宝宝屁股上方褶皱处和尿布覆盖的部位。

擦洗宝宝头部

先将纱布用温水浸湿，然后用纱布挤一点温水在宝宝头上，将沐浴液搓出泡沫来，揉在纱布上洗宝宝头发。

擦洗其他部位

一只手将包被拿掉，另一只手托住宝宝的脖子，脱下尿布，用纱布盖住肚脐。这阶段的宝宝脐部容易感染，应避免弄湿。把他的双手和双脚拉开，擦洗腹股沟、膝盖、肘腕处。

尽快换上干净的衣服

宝宝沐浴结束以后，要马上用预备好的毛巾擦拭干净，不要忘记脖子及腋下。尽快给宝宝穿上准备好的内衣，以免着凉。

如何抱起平躺状态下新生儿

抱起仰卧的宝宝

把你的一只手轻轻地放在宝宝的头下方。另一只手从对侧轻轻地放在宝宝的下背部和臀部下方。慢慢地将宝宝抱起来。将宝宝的头小心地转到你的肘弯或肩膀上，让宝宝的头有所依附。

抱起侧卧的宝宝

一只手轻放在宝宝的头颈下方，另一只手放在臀下。将宝宝挽进你的手臂，慢慢地抬高宝宝。将宝宝靠着你的身体抱住，然后将宝宝的前臂滑向你的头下方，让宝宝靠在你的肘部。

抱起俯卧的宝宝

先将一只手放在宝宝的胸部下方，用前臂支住他的下巴，再将另一只手放在他的臀下。慢慢地抬高宝宝，并让他面转向你靠近你的身体，那一只支撑他头部的手向前滑动，直到他的头躺在你的肘弯，另一只手则放在他的臀下和腿部。

如何放下新生儿

当把宝宝从仰卧、俯卧、侧卧抱起后，又该如何放下宝宝呢？

侧着放下宝宝的方法

让宝宝躺在你手臂中，宝宝的头靠在你的肘部。

将宝宝放在床上后，轻轻地抽出你在他臀下的那只手。

抬高宝宝的头，抽出你放在他头下的那只手，然后轻轻地放下他的头。

仰卧放下宝宝的方法

将一只手放在宝宝的头颈下方，然后用另一只手托住宝宝的臀部，慢慢地放下宝宝，手一直扶住他的身体，直到他完全落到床铺为止。

从宝宝的臀部抽出你的手，用这只手稍稍地抬高宝宝的头部，然后轻轻地抽出你的另一只手，再慢慢地将宝宝的头放在床上。

第3节 0～1岁宝宝的早期教育

让宝宝握住妈妈的手指

这是锻炼宝宝抓握反射的能力。这个反射可以将宝宝手上接触的刺激传达到大脑，从大脑中送出“动”这个命令，引起肌肉收缩。

出生后两个月，这种反射运动就会出现抑制性的倾向，渐渐消失。所以，要趁反射还没有消失，让宝宝好好地学习握东西的能力。

让宝宝握住母亲的手指，慢慢地摇动，注意手指不要脱离。让宝宝紧紧地握住，反复进行练习。

不仅是妈妈的手指，使用合乎宝宝手指尺寸的棒子、标签笔等，也可以练习宝宝的双手握住能力。

训练宝宝对声音的反应能力

新生儿的哭声具有与人沟通的作用。宝宝哭了，是为了让妈妈知道他的需求。当宝宝哭的时候，父母可通过仔细观察，了解他哭声的含义，究竟是不舒服了、饿了，还是只想得到关注。当宝宝哭的时候去照顾他，这并不是在宠他，因为这样做能够让宝宝感受到爱并获得安全感。尽可能多地与他交谈，多对他微笑，多抚摸他。

父母可探究性地询问宝宝：“哦，宝宝饿了呀，妈妈给你喂奶。”同时配合喂奶的动作，或如“宝宝想让妈妈抱了呀，来妈妈抱一抱。”同时配合抱的动作。

和宝宝说话	发出轻微的声音，如咕咕声，让宝宝知道你在附近，你正关注着他；或者和你的宝宝说话
放音乐	给宝宝播放一首优美的轻音乐或活泼欢快的儿歌
轻摇宝宝	轻摇宝宝，边摇边哼着儿歌。可以把他抱在怀里摇，也可以把他放在摇椅上摇，但最好是抱在怀里摇。在唱歌或听音乐的同时可伴随着轻轻地抚摸和亲昵。需要注意的是，不管你压力多大，都不要猛摇宝宝，因为那样会导致宝宝失明、大脑损伤甚至死亡

训练宝宝光线的刺激反应

为了教会宝宝寻找发光物，平日就可以把会发亮的玩具不固定地摆在宝宝旁边，随时拿起来逗宝宝玩。为了让宝宝适应不同的亮光，平时照顾宝宝的时候，可以经常变换宝宝活动的地点。

利用发光的玩具

把会发光的玩具放在宝宝的眼前或是从不同方向照射过来，吸引宝宝注视光源。

巧用手电筒

把手电筒的光线投射到白墙壁上，让宝宝注意到光源，同时鼓励他伸手去触摸。

和新生儿做尿布体操

利用换尿布的时机进行，让宝宝记住身体运动的规律，这就是练习尿布体操的目的。主要让宝宝了解换尿布是为了让他舒服，并学习按照自己意志运动身体。

首先要告诉宝宝“要开始做尿布体操了”。

双腿直挺： 摘掉尿布，首先扶住宝宝的双脚，弯曲膝盖，然后母亲用双手轻轻按压宝宝的脚心。这个过程中最关键的就是要朝着宝宝蹬腿的方向用力。

伸伸腿： 接下来要告诉宝宝“好了，伸伸腿吧”，从宝宝的肩膀到腰、脚尖，从上到下抚摸多次。特别是接触到腿部的时候，要轻轻按压宝宝的大腿。

伸伸手： 握住宝宝的双手，左右伸展，然后把宝宝的双手拿到胸前。

多和宝宝进行皮肤接触

新生儿出生后半个小时内就可以将其裸体置于妈妈胸前，让母婴之间进行皮肤和皮肤的接触，让新生儿在最早的时间接触到乳头，这是母乳喂食成功的重要措施之一。

经过分娩辛劳的母亲，在和宝宝进行皮肤接触的时候，拥抱、触摸盼望已久的宝宝，会感到莫大的欣慰，疼痛会减轻，疲劳被驱散。可爱的宝宝呢，一路跋涉最终降临了这个世界，兴奋、新奇，也许还会感到一些陌生。通过和妈妈的皮肤接触，就会产生安全感，同时宝宝与妈妈的皮肤进行接触，还可以利用妈妈的体温为宝宝取暖。更重要的是当母亲与宝宝进行皮肤接触的时候，宝宝可以将头自动转向妈妈的乳房，早吮吸就会进行。让宝宝进行早吮吸、早接触，母婴生理反射也就可以成功地建立。

进行皮肤接触时，保暖是需要注意的地方，可用被褥、毛毯、毛巾被等将母婴一起裹盖。皮肤接触时间不可少于半个小时。若是遇到新生儿体重极低、窒息或其他母婴紧急情况，皮肤接触可推迟进行。

第4节 宝宝健康最重要

向医生了解情况

在宝宝出生后3～7天就可以出院回家了。产科的医生对新妈妈在产时和产后的情况是十分清楚的，妈妈在出院前，应该向医生详细了解宝宝在出生前后的情况，以及回家后应该注意的问题。

出生时的情况

要及时向医生了解宝宝出生时有无缺氧、窒息、产伤，宝宝出生时的身长、体重和头围大小，身体有无畸形等。

出生后的情况

宝宝出生后医生检查的情况怎样？有没有发现什么畸形或发育不良？是不是早产儿或低体重儿？出现了黄疸没有？应该进行的新生儿遗传代谢病筛查、听力筛查、新生儿神经行为测定做了没有？结果怎样？有没有问题？乙肝疫苗和卡介苗预防注射打了没有？宝宝是不是“高危儿”？出院后什么时间到医院来检查？等等这些问题都要问个清楚。

新生儿健康10标准

	标　准
1	新生儿降生后先啼哭数声，然后开始用肺呼吸。前两周每分钟呼吸40～50次
2	新生儿的脉搏以每分钟120～140次为正常

标 准	
3	一般状况下，新生儿的正常体重为2500～4000克，低于2500克属于未成熟儿
4	新生儿前两天大便呈黑绿色黏稠状，且无气味。喂奶后大便会逐渐转为黄色
5	新生儿出生后24小时内开始排尿，如第一周内每日排尿达30次以上，则为异常
6	新生儿体温在37℃～37.5℃之间为正常。如不注意保暖，体温会降低到36℃以下
7	多数新生儿出生后第二天至第三天皮肤轻微发黄，若在出生后黄疸不退或加深为病态
8	新生儿出生后有觅食、吮吸、伸舌、揉眼及拥抱等反射
9	用光照射新生儿时，可能会引起新生儿眼睛的反射。从第二个月开始宝宝的视线便能够追随着活动的玩具移动
10	出生3～7天后新生儿的听觉逐渐增强，听见响声后可引起新生儿眨眼等动作

新生儿11种特征不是病

看着刚刚生下来的宝宝，虽然新妈妈会感到非常欣喜，但是在喜悦之余新妈妈们仍然会有许多的疑惑。

比如说宝宝的耳朵怎么有点招风？会不会是扁平足？腿怎么不直呢？

我的宝宝是不是不正常？类似于这样的问题层出不穷。下面的一些介绍会使新妈妈们宽心不少。

呼吸快而不规则

新生儿的呼吸频率相对比成人快很多，而且也不规律。这是由于宝宝的肺还很小，其神经系统还没完全发育好的缘故。

排便时全身变红

新生儿排便时会发出“吭哧吭哧”的声音，全身都会变红。别担心，这是因为胎儿在子宫里没有排泄大便的活动，新生儿的腹部肌肉缺乏锻炼，因此没有足够的力量。所以出生后的宝宝要非常用力才能将大便排除。

新生儿的体温不规律

新生儿的甲状腺是新生儿体内的温度调节器，其尚未发育完善，汗腺也不够发达，所以新生儿的体温会出现时高时低的状况。好在新生儿有充足的脂肪来保护自己，体温不会降得太低。

新生儿易脱水

新生儿的体重中75%～80%都是水分，但新生儿的新陈代谢速度是儿童或大人的两到三倍，而导致水分快速流失，所以新生儿容易出现脱水现象。要判断新生儿是否处于脱水状态，可把小拇指放入新生儿的口中，如果湿润则没事，如果干而黏，就说明新生儿需要奶水。

新生儿爱打嗝

宝宝出生后的几个月内，一直都有较频繁的打嗝。这是在锻炼横膈膜，它对宝宝的呼吸运动有重要的作用。有时打嗝是由于宝宝过于兴奋，有时则是由于刚喂过奶，某种程度上讲，打嗝是由于横膈膜还未发育成熟。到了3～4个月的时候，宝宝打嗝的次数就会少了。

新生儿耳朵软

新生儿的小耳朵非常柔软，显得有些像招风耳。其实，这只是宝宝的小耳朵里的软骨尚未发育好的缘故。几个星期之后，随着软骨日渐发育成熟，宝宝的小耳朵就会慢慢变硬，直立起来，有一个正常的形状了。

新生儿只能用鼻子呼吸

这是因为新生儿的喉咙位置比较高。较高的喉咙位置可以让他在吃奶时进行呼吸，不会使液体流入气管。缺点是新生儿不能用嘴呼吸。

如果新生儿发生鼻塞，要及时用吸鼻器吸通鼻子。

新生儿不流眼泪

这是因为新生儿的泪腺所产生的液体量很少，只能保持眼球的湿润。而且，宝宝在出生时，其泪管是部分或全部封闭的，要等到几个月以后才能完全打开。

内八脚和罗圈腿

由于新妈妈的子宫中空间有限，胎儿是以双腿交叉蜷曲，臀部和膝盖拉伸的姿势生长的，因此他的腿、脚向内弯曲。

出生后，随着宝宝经常运动，臀部和腿部的肌肉力量加强，宝宝的身体和脚就会慢慢变直。

脚趾甲往肉里长

新生儿的脚指甲看起来好像是往肉里长是正常的现象。新生儿的指甲易折易弯，深深地置于甲床中。判断宝宝的指甲是否有问题，只需要轻轻地挤压一下他的脚趾，如果宝宝的脚指甲真的是往肉里长，那么宝宝的脚会感到疼痛，他会以哭声告诉你。

新生儿有双“扁平足”

事实上，新生儿足底扁而平是属于正常的现象。相反，如果宝宝在前几个月里就有很高的足弓反而是一种不良的信号，因为它预示着宝宝会有神经或肌肉方面的问题。宝宝到了4～6岁的时候足弓才会发育好。

新生儿黄疸

生理性黄疸

正常的生理性新生儿黄疸一般在出生后的3～5天出现，到10天左右就基本消退，最晚不会超过3周。

生理性黄疸通常是由于新生儿的肝脏功能不成熟而造成的。随着新生儿肝脏处理胆红素的能力加强，黄疸会自然消退，所以生理性的黄疸，家长一般不需要额外的护理，在宝宝黄疸期间可以适量多喂温开水或葡萄糖水利尿。

病理性黄疸

病理性黄疸可并发脑核性黄疸，通常称“核黄疸”，能造成神经系统损害，致儿童智力低下等严重后遗症，甚至死亡。针对此病，重在预防。对黄疸出现早的、胆红素高的应及时治疗，疑有溶血病的做好换血准备，防止核黄疸的发生。大部分的新生儿黄疸都会在第二周消退，假如在第二周，宝宝依然出现比较明显的黄疸，这个时候需要父母多留心，及时区分生理性黄疸与病理性黄疸对治疗大有帮助。

鹅口疮

鹅口疮的症状表现为新生儿口中出现白颜色的东西，看起来有点像奶块，开始是一小片一小片，慢慢地融合成一大片。一般的奶块很容易擦掉，但是鹅口疮则不易擦掉。

有的父母会用手强行抠掉，被剥落的部位会出血，没有多久，你会发现在原来的部位又出现了新的白片。一般情况下，新生儿出现鹅口疮，不痛、不影响吃奶，也不会出现其他症状。如果鹅口疮特别严重，整个口里都被覆盖住，这个时候宝宝可能会出现呕吐、吞咽困难、声音嘶哑或呼吸困难等症状，应及时去看医生。

肠绞痛

新生儿夜啼，除了肚子饿、尿布湿、对气温冷热的不适应外，最常见的原因就是肠绞痛所引起。

虽然名为肠绞痛，实际上并没有什么特别的问题存在。严格来说，它并不是一个病名，而是一种“综合征”，它是由许多因素不协调所引起，常发生在3个月以内的新生儿，约有10%的新生儿发病期会延长至4～5个月以上。新生儿长大之后，随着神经生理发育的逐渐成熟，肠绞痛的情形自然就会逐渐改善。

脐疝

不少宝宝在哭闹时，脐部就明显突出，这是由于宝宝的腹壁肌肉还没有很好地发育，脐环没有完全的闭锁，如增加腹压，肠管就会从脐环突出，而形成脐疝。如果宝宝患有脐疝，应注意尽量减少其他增加腹压的机会，如不要让宝宝无休止地大哭大闹，有慢性咳嗽的要及时治疗，调整好宝宝的饮食，不要发生腹胀或便秘。随着宝宝的长大，腹壁肌肉的发育坚固，脐环闭锁，脐疝在宝宝1岁以内便会完全自愈。

宝宝夜啼

宝宝夜哭的原因很多，除了没有喂饱外，在生活上护理不妥也可导致宝宝夜间啼哭。例如，尿布湿了；室内空气太闷，衣服穿得较多，出汗湿衣服裹得太紧；衣被盖得太多使宝宝出汗而不适；被子盖得太少使宝宝感到太凉；有时是因为宝宝口渴了也要哭；有时白天睡得太多，晚上不肯睡觉便要吵闹。

当然，宝宝生病，或因未及时换尿布造成臀部发炎，宝宝疼痛，更会哭吵得厉害。总之，要找出原因，才能针对情况解决问题。切勿每当宝宝哭就以为是肚子饿了，就用喂奶的办法来解决。这样极易造成消化不良，久而久之，不是大便秘结，就是腹泻不止。如果造成宝宝胃肠功能紊乱，引起腹部不适，更会使宝宝哭吵不停。

宝宝夜啼，新妈妈和宝宝都得不到充分休息，一定要及时解决。要把室温、被温、体温调节适当，最好在宝宝两个月以后，逐渐养成夜里不喂奶、不含乳头睡觉的好习惯，这是解决夜哭的好办法。

尿布疹

宝宝的皮肤特别娇嫩敏感，很多的刺激物质包括尿液、粪便或是潮湿环境，都会对宝宝的皮肤产生刺激，进而产生发炎、溃烂而形成尿布疹，其中尿液中的氨与粪便中的微生物被认为是尿布疹的主要元凶。为了预防尿布疹，专家建议：

选择好纸尿裤

要选择全纸的，或棉柔材质、吸汗和透气性好的款式，搓一搓，听听声音；然后要选比较薄的，大概一块饼干厚就行，不要太厚的那种；要有松紧搭扣的，腰围有部分加宽，或是大腿附近的剪裁有增加伸缩功能的，吸水量大的。

保持宝宝臀部干爽

除了要选择好纸尿裤，合理地更换纸尿裤外，平常妈妈可在宝宝排泄完后，用温水轻轻冲洗宝宝的小屁股，再用纯棉布轻轻按压即可。等宝宝的小屁股干爽后再用较油性的润肤乳涂抹，以形成保护膜。这样就可以较好地预防尿布疹。

新生儿溶血病

新生儿溶血性疾病主要指，因为母婴血型不合而引起的同族免疫性溶血病。

症状表现

新生儿的溶血性疾病，主要包括同族免疫性溶血、红细胞先天性的缺陷(红细胞膜、红细胞酶和血红蛋白异常)以及红细胞免疫所引起的溶血症状。

新生儿溶血病是指母婴血型不合(ABO血型不合或Rh血型不合)所引起的同族免疫性溶血。

病情轻重取决于溶血的程度，溶血的轻重则是取决于进入胎儿体内抗体的多少。因此，本病的临床表现差异很大。轻者进展缓慢，全身影响状况小，重者病情进展很快，还会出现嗜睡、厌食，甚至发生胆红素脑病或死亡的现象。

产生原因

新生儿同族免疫性溶血，是由于母体存在与胎儿血型不兼容的血型抗体(IgG)引起。因为胎儿红细胞进入母体循环，当母体缺乏胎儿红细胞所具有的抗原时，母体就会产生相应的血型抗体，此抗体通过胎盘进入胎儿循环，则会引起胎儿红细胞凝集、破坏。

ABO血型不合引起的溶血，多发生于O型血新妈妈所生的A型或B型血的宝宝。因为O型血新妈妈中的抗A、抗B抗体IgG，可通过胎盘屏障进入胎儿血循环。理论上如果说新妈妈是A型血，胎儿B型或AB型血，或者新妈妈是B型血，胎儿A型或AB型血，这样也有可能发病。

并发症

可出现黄疸贫血高胆红素、血症胆红素脑病等并发症。

应对方法

1.提早分娩。产期越长，新妈妈产生的抗体便越多，对胎儿造成的影响也就越大，故应提早分娩。但应尽量在胎肺成熟时分娩。

2.宫内换血。以此纠正胎儿贫血，但操作时应谨防感染和损伤胎儿及胎盘。

3.脐带处理。胎儿娩出时，应尽量减少脐血流入胎儿，避免更多致敏的红细胞和抗体损害新生儿。剪断脐带时，脐带残端宜留5～6厘米，滴上1∶5000的呋喃西林溶液，并用无菌纱布包扎，保持湿润，以备换血。

家庭护理

遇Rh阴性未免疫的新妈妈的第一胎娩出Rh阳性新生儿，应该在72小时内一次肌注300微克抗D免疫球蛋白，以便能够中和进入母体中的D抗原，在新妈妈发生羊膜腔穿刺或流产后也需要对其进行注射。避免不必要的输血可减少本病发生率。轻型病例只需补充葡萄糖即可，无须作特殊处理，宝宝即能够很快痊愈，重型病例在出生后及时治疗也能很快好转，成长后与正常儿无差别。

感冒

症状表现

感冒是宝宝最常见的疾病之一。一个宝宝在一年之内反复感冒数次之多，尤其是婴幼儿和学龄前儿童更加容易感冒。

宝宝感冒的轻重程度相差很大，轻者，大多数出现清水鼻涕、鼻塞、喷嚏或者伴有眼泪、轻微咳嗽、咽部不适。一般3～4天便可以自愈。有时也伴有发热、咽痛、扁桃体发炎以及淋巴结肿大。发热可以持续2～3天或者1周。宝宝感冒时还会常常伴有呕吐、腹泻等情况。

重者，体温高达39℃～40℃或更高，伴有畏寒、头痛、全身无力、食欲减退、睡眠不安等全身症状。

产生原因

新陈代谢特别旺盛，加上宝宝喜欢运动，如果穿得过多就容易出汗，出汗时毛孔打开，若遇到冷风，就很容易感冒。

并发症

中耳炎、鼻窦炎、喉炎、气管炎、支气管肺炎。

应对方法

可以给宝宝服用抗生素，抗生素可以通过杀灭或抑制细菌成长而起到抗感染作用。治疗感冒并发细菌性感染，一般需要用足量抗生素7～10天，而且每天要服药2～4次。

家庭护理

让宝宝充分休息：宝宝的年龄越小，越需要休息，待症状消失后才能够恢复自由活动。

按时服药：就大多数感冒而言，多数是由于病毒所致，抗菌药无效，特别是早期病毒感染，抗生素非但无效，滥用抗生素还会引起机体菌群失调，有利病菌繁殖，加重病情。

宝宝感冒发热期：应该根据宝宝的食欲及消化能力不同，分别给予流食或者面条、稀粥等食物。喂奶的宝宝应该暂时减少次数，以免发生吐泻等消化不良症状。

居室安静：空气新鲜，禁烟，温度宜恒定不要太高或者太低，湿度不要太湿，有喉炎症状时更加应该注意，这样才能使患儿早日康复。

第十一章

附 录

产后恢复日程表和注意事项

<table>
<tr><th>时 间</th><th>身体变化</th><th>注意事项</th></tr>
<tr><td rowspan="3">产后第一周</td><td rowspan="2">孕妈妈的身体变化
1.阵痛从第三天开始得到缓解
2.恶露量在分娩当天和第二天较多
3.分娩后第一天开始分泌乳汁
4.子宫缩小</td><td>充分休息
产后一周内，需要静养以消除分娩造成的疲劳。避免从事重体力劳动，但不要终日躺在床上，适当运动。此时要特别注重饮食营养</td></tr>
<tr><td>观察恶露
产后1～3天恶露是红色的，从第四天开始逐渐变成褐色，再由褐色渐变成黄色或白色</td></tr>
<tr><td>宝宝的成长发育
1.胎便由黑绿色逐渐变成黄色
2.宝宝每天排尿6～10次
3.出生一周时体重稍有下降</td><td>根据宝宝的生活规律进行休息
孕妈妈应根据宝宝的生活规律安排自己的起居规律，以免过于疲劳</td></tr>
<tr><td rowspan="5">产后第二周</td><td rowspan="2">孕妈妈的身体变化
1.恶露的颜色由褐色变成黄色
2.母乳分泌更加顺畅
3.子宫恢复到分娩前的状态</td><td>注重营养
充分摄取营养丰富的食物，促进乳汁分泌</td></tr>
<tr><td>避免做家务
身体虽得到一定程度的恢复，但不要忽视身体的保养，要坚持做产褥体操</td></tr>
<tr><td rowspan="3">宝宝的成长发育
1.每天睡20小时左右
2.脐带变黑干结，然后脱落
3.吃奶量和排泄次数比较稳定</td><td>不要受凉
室内温度应保持在20℃～22℃，要注意下半身的保暖，腿部不要着凉</td></tr>
<tr><td>保持乳头的清洁
每次哺乳前孕妈妈都要对乳头进行清洁护理；哺乳后要挤出剩余的母乳，可以预防乳腺炎；此时恶露量减少可以进行简单的淋浴，但时间不应过长</td></tr>
<tr><td>预防产后抑郁
孕妈妈因体内激素分泌的变化以及对育儿产生的负担感，大部分孕妈妈会经历这样的症状，对此不必过于担心，应努力保持平静</td></tr>
</table>

时 间	身体变化	注意事项
产后第三周	孕妈妈的身体变化 1.黄色的恶露几乎消失 2.分娩时的伤口基本痊愈 3.阴道和会阴在一定程度上消肿	做一些简单的活动 产后第三周，大部分孕妈妈的身体已经恢复，此时可以做一些简单的家务，比如给宝宝洗澡等。但应避免长时间站着，以免不利于身体的恢复
		注意铁的吸收 产后第三周，孕妈妈的骨骼和牙齿弱化，有的孕妈妈头发会发生脱落。此时最好多食用一些鱼、牛奶等富含钙和铁的食物
	宝宝的成长发育 1.头部茸毛脱落 2.排泄次数减少 3.黄疸自然消失	坚持做产褥体操 此时孕妈妈要重点注意锻炼阴部，可选择做一些能加强阴部肌肉力量的体操
		多食促进乳汁分泌的食物 此时孕妈妈要保证蛋白质和水分的吸收，以促进母乳分泌
产后第四周	孕妈妈的身体变化 1.恶露逐渐消失，分泌出和妊娠前相同的白色分泌物 2.耻骨恢复正常，性器官恢复到孕前状态 3.妊娠纹的颜色变浅	放松心情
		远离“寒凉” 虽然此时身体已经恢复，但要注意尽量少食性寒凉的食物，比如冷饮、西瓜等；同时孕妈妈要注意双手不要长时间浸泡在凉水中
	宝宝的成长发育 1.开始有规律地吃奶 2.体重有所增加 3.接受健康检查	可进行盆浴 产后第四周若孕妈妈已彻底停止排出恶露，就可以进行盆浴。不过要注意起身时幅度要小，以免产生晕眩

时 间	身体变化	注意事项
产后第五周	孕妈妈的身体变化 1.恶露消失 2.腹部下垂不明显，身体恢复原状	注意不要过于劳累 本周的孕妈妈已经可以独自育儿和做家务，但不能过于劳累。应避免做大量的清洗工作
	宝宝的成长发育 1.体重开始增加 2.宝宝有积极的回应动作	留意身体状况 虽然本周孕妈妈的身体已经恢复，但要注意观察身体状况，出现疼痛、出血、发烧等症状时应及时到医院检查；并注意不要进行性生活
产后第六周	孕妈妈的身体变化 1.子宫完全恢复 2.产后抑郁得到缓解	可以进行性生活 本周孕妈妈的子宫完全复原，可以尝试进行性生活。在开始进行性生活之前，应和丈夫做好沟通，并做好避孕措施
		做好重返工作岗位的准备 如果孕妈妈近期打算重返工作岗位，要从这时开始做准备，比如准备上班穿的衣服以及进行必要的皮肤护理
	宝宝的成长发育 1.能区分昼夜 2.及时进行健康检查	适应新的角色 此时孕妈妈应重点熟悉育儿的工作
		加强运动 从本周起，孕妈妈可进行轻微的运动和短途旅行。为了尽快恢复身材，还应该做产后瘦身操

产褥期子宫、骨盆的恢复时间

名称	类别	恢复所需时间
子宫	大小 重量	6周 8周
子宫内膜	壁蜕膜 下层蜕膜	7～20日 6～8周
子宫肌	长度 肌细胞 结缔组织	2周 6周 6周
子宫下部	颈管 子宫阴道部 内子宫口 外子宫口	4～6周 3周 10～12周 3周
骨盆	盆底肌群 结缔组织	2～3周 2～3周

孕妈妈生理功能恢复所需时间

名称	类别	恢复所需时间
循环系统	心脏每搏输出量 循环血量 循环时间	2周 60天 2周
泌尿系统	肾血流量 残尿	分娩之后即刻 5～6天
肺功能	肺活量	5～6周
肝功能	碱性磷酸酶 转氨酶	14～20天 14～20天
代谢	水分代谢 基础代谢	10天 10～14天
血象	血总量 红细胞数 白细胞数 血红蛋白 血小板	4～6周 30～60天 30～60天 6～8周 2周

疫苗接种表

年　龄	注射(服用)疫苗名称	预防疾病
出生	乙肝疫苗第一剂	乙型肝炎
	卡介苗第一剂	结核病
1个月	注射乙肝疫苗第二剂	乙型肝炎
2个月	脊灰疫苗第一剂	小儿麻痹症
3个月	脊灰疫苗第二剂	小儿麻痹症
	百白破疫苗第一剂	百日咳、白喉、破伤风
4个月	脊灰疫苗第三剂	小儿麻痹症
	百白破疫苗第二剂	百日咳、白喉、破伤风
5个月	百白破疫苗第三剂	百日咳、白喉、破伤风
6个月	乙肝疫苗第三剂	乙型肝炎
6～18个月	A群流脑疫苗第一、第二剂	流行性脑膜炎
8个月	麻疹疫苗第一剂	麻　疹
	乙脑减毒活疫苗第一剂	流行性乙型脑炎
	乙脑灭活疫苗第一、第二剂	流行性乙型脑炎
18～24个月	百白破疫苗第四剂	百日咳、白喉、破伤风
	麻疹疫苗第二剂	麻　疹
	乙脑减毒活疫苗第二剂	流行性乙型脑炎
	乙脑灭活疫苗第三剂	流行性乙型脑炎
3岁	A群流脑疫苗第三剂	流行性脑膜炎